MEIN ANTI-ENTZÜNDUNGS KOCHBUCH

2022

VIELE REZEPTE ZUM ABNEHMEN UND

VERRINGERN SIE ENTZÜNDUNGEN

MARION SINNER

INHALTSVERZEICHNIS

11

Gefüllte Frühstückskekse Portionen: 10

Kochzeit: 30 Minuten

Zutaten:

1 Esslöffel Pflanzenöl

¼ Pfund Putenwurst

2 Eier, geschlagen

Pfeffer nach Geschmack

10 Unzen. gekühlte Kekse

Kochspray

Richtungen:

1. Gießen Sie das Öl in eine Pfanne bei mittlerer Hitze und kochen Sie die Wurst für 5

Protokoll.

2. In eine Schüssel umfüllen und beiseite stellen.

3. Eier in der Pfanne kochen und mit Pfeffer würzen.

4. Eier mit Wurst in die Schüssel geben.

5. Keksteig in der Heißluftfritteuse anrichten.

6. Jeweils mit der Ei-Wurst-Mischung belegen.

7. Zusammenfalten und versiegeln.

8. Mit Öl besprühen.

9. In der Luftfritteuse bei 325 Grad F 8 Minuten lang garen.

10. Wenden und weitere 7 Minuten garen.

Mit Eiern gefüllte Süßkartoffeln Portionen: 1

Kochzeit: 25 Minuten

Zutaten:

Süßkartoffel, gegart – 1

Eier, groß – 2

Cheddar-Käse, gerieben – 2 Esslöffel

Frühlingszwiebel, in Scheiben geschnitten – 1

Natives Olivenöl extra – 0,5 Esslöffel

Champignons, gewürfelt – 2

Meersalz – 0,25 Teelöffel

Richtungen:

1. Heizen Sie Ihren Ofen auf Fahrenheit 350 Grad vor und bereiten Sie ein kleines Backblech oder eine kleine Schüssel für die Kartoffeln vor.

2. Schneiden Sie die gekochte Süßkartoffel in zwei Hälften und legen Sie sie auf das Backblech. Mit einem Löffel vorsichtig das orange Fruchtfleisch der Kartoffel aus der Schale schöpfen, dabei darauf achten, dass die Schale intakt bleibt, ohne sie zu zerbrechen. Übertragen Sie das Fruchtfleisch der

Kartoffel in eine kleine Schüssel. Mit einer Gabel das Fleisch der Süßkartoffel in der Schüssel zerdrücken.

3. In die Süßkartoffel in der Schüssel den Cheddar-Käse, die Frühlingszwiebel, das Olivenöl und die Pilze geben. Kombinieren Sie die Mischung und schaufeln Sie sie dann zurück in die Schale der Süßkartoffel auf dem Backblech.

4. Verwenden Sie Ihren Löffel, um einen Krater oder eine Vertiefung in der Mitte jeder Kartoffelhälfte zu erzeugen, und schlagen Sie dann ein Ei in jeden Krater. Streuen Sie Ihr Meersalz über die Süßkartoffel und das Ei.

5. Legen Sie das Backblech mit den Kartoffeln in den Ofen und lassen Sie sie etwa 15 bis 20 Minuten backen, bis das Ei wie gewünscht eingestellt und die Kartoffel heiß ist. Nimm das Blech aus dem Ofen und genieße sie frisch und heiß.

No Cook Overnight Oats Portionen: 1

Zutaten:

1 ½ c. fettarme Milch

5 ganze Mandelstücke

1 Teelöffel. Chiasamen

2 EL. Hafer

1 Teelöffel. Sonnenblumenkerne

1 Esslöffel. Craisins

Richtungen:

1. Mischen Sie alle Zutaten in einem Glas oder einer Einmachflasche mit Verschluss.

2. Über Nacht kühl stellen.

3. Zum Frühstück genießen. Hält sich im Kühlschrank bis zu 3 Tage.

Nährwertangaben:Kalorien: 271, Fett: 9,8 g, Kohlenhydrate: 35,4 g, Protein: 16,7

g, Zucker: 9 g, Natrium: 97 mg

Cremige Süßkartoffelschalen Portionen: 2

Kochzeit: 7 Minuten

Zutaten:

Süßkartoffel, gebacken – 2

Mandelmilch, ungesüßt – 0,5 Tasse

Zimt, gemahlen – 0,25 Teelöffel

Vanilleextrakt – 0,5 Teelöffel

Leinsamen, gemahlen – 1 Esslöffel

Dattelpaste – 1 Esslöffel

Mandelbutter – 2 Esslöffel

Heidelbeeren – 0,5 Tasse

Richtungen:

1. Sie möchten Ihre gerösteten Süßkartoffeln heiß haben. Wenn sie also zuvor geröstet und gekühlt wurden, erhitzen Sie die gekochten Süßkartoffeln in der Mikrowelle oder im Ofen, bevor Sie Ihre Schüsseln zubereiten.

2. Entfernen Sie die Schale der Süßkartoffel und geben Sie das Fruchtfleisch der Kartoffel zusammen mit allen anderen Zutaten für die Süßkartoffelschüssel außer den Blaubeeren in einen Mixer. Pulsieren Sie es, bis es glatt und cremig ist, etwa 30 Sekunden lang, und geben Sie den Inhalt dann in eine große Schüssel. Füllen Sie die Schüssel mit den Blaubeeren und, wenn Sie möchten, etwas extra Mandelmilch. Sie können sogar etwas Müsli, Nüsse oder Samen hinzufügen, wenn Sie ein Crunch möchten.

Portionen Kurkuma-Schokolade: 2

Kochzeit: 5 Minuten

Zutaten:

1 Tasse Kokosmilch, ungesüßt

2 Teelöffel Kokosöl, geschmolzen

1½ Esslöffel Kakaopulver

1 Teelöffel gemahlene Kurkuma

Eine Prise schwarzer Pfeffer

Eine Prise Cayennepfeffer

2 Teelöffel roher Honig

Richtungen:

1. Die Milch in eine Pfanne geben, bei mittlerer Hitze erhitzen, Öl, Kakaopulver, Kurkuma, schwarzen Pfeffer, Cayennepfeffer und Honig hinzufügen. Gut verquirlen, 5 Minuten kochen lassen, in eine Tasse gießen und servieren.

2. Viel Spaß!

Nährwertangaben:Kalorien 281, Fett 12, Ballaststoffe 4, Kohlenhydrate 12, Protein 7

Swift & Spicy Energy Eggs Portionen: 1

Kochzeit: 3 Minuten

Zutaten:

1 EL Milch

1 EL geschmolzene Butter

2-teilige Eier

Eine Prise Kräuter und Gewürze: getrockneter Dill, getrockneter Oregano, getrocknete Petersilie, getrockneter Thymian und Knoblauchpulver

Richtungen:

1. Ofen auf 325°F vorheizen. In der Zwischenzeit den Boden eines Backblechs mit Milch und Butter bestreichen.

2. Die Eier vorsichtig über der Milch-Butter-Schicht aufschlagen. Die Eier mit den getrockneten Kräutern und dem Knoblauchpulver bestreuen.

3. Schieben Sie das Blech in den Ofen. 3 Minuten backen oder bis die Eier durchgegart sind.

Nährwertangaben:Kalorien 177 Fett: 5,9 g Protein: 8,8 g Natrium: 157 mg

Kohlenhydrate insgesamt: 22,8 g Ballaststoffe: 0,7 g

Cheddar-Schnittlauch-Souffles Portionen: 8

Kochzeit: 25 Minuten

Zutaten:

½ Tasse Mandelmehl

¼ Tasse gehackter Schnittlauch

1 TL Salz

½ TL Xanthangummi

1 TL gemahlener Senf

¼ TL Cayennepfeffer

½ TL gemahlener schwarzer Pfeffer

¾ Tasse Sahne

2 Tassen geriebener Cheddar-Käse

½ Tasse Backpulver

6 Bio-Eier, getrennt

Richtungen:

1. Schalten Sie den Backofen ein, stellen Sie die Temperatur auf 350 °F ein und lassen Sie ihn vorheizen.

2. Nehmen Sie eine mittelgroße Schüssel, fügen Sie Mehl hinzu, fügen Sie die restlichen Zutaten hinzu, außer Backpulver und Eier, und schlagen Sie, bis alles gut vermischt ist.

3. Eigelb und Eiweiß zwischen zwei Schüsseln trennen, Eigelb in die Mehlmischung geben und verquirlen, bis sie eingearbeitet sind.

4. Fügen Sie dem Eiweiß Backpulver hinzu und schlagen Sie es mit einem elektrischen Mixer, bis sich steife Spitzen bilden, und rühren Sie dann das Eiweiß in die Mehlmischung, bis es gut vermischt ist.

5. Den Teig gleichmäßig auf acht Förmchen verteilen und dann 25 Minuten backen, bis er fertig ist.

6. Sofort servieren oder bis zum Verzehr im Kühlschrank aufbewahren.

Nährwertangaben:Kalorien 288, Gesamtfett 21 g, Gesamtkohlenhydrate 3 g, Protein 14 g

Buchweizenpfannkuchen mit Vanille-Mandelmilch Portionen: 1

Zutaten:

½ c. ungesüßte Vanille-Mandelmilch

2-4 Päckchen natürlicher Süßstoff

1/8 TL. Salz

½ Tasse Buchweizenmehl

½ TL. doppeltwirkendes Backpulver

Richtungen:

1. Bereiten Sie eine Antihaft-Pfannkuchenplatte vor, besprühen Sie sie mit dem Kochspray und stellen Sie sie auf mittlere Hitze.

2. Buchweizenmehl, Salz, Backpulver und Stevia in einer kleinen Schüssel verquirlen und anschließend die Mandelmilch einrühren.

3. Geben Sie einen großen Löffel Teig in die Pfanne und backen Sie ihn, bis keine Blasen mehr auf der Oberfläche aufplatzen und die gesamte Oberfläche trocken aussieht (2-4 Minuten). Wenden und weitere 2-4 Minuten garen. Mit dem restlichen Teig wiederholen.

<u>Nährwertangaben:</u>Kalorien: 240, Fett: 4,5 g, Kohlenhydrate: 2 g, Protein: 11 g, Zucker: 17 g, Natrium: 67 mg

Eierbecher mit Spinat und Feta Portionen: 3

Kochzeit: 25 Minuten

Zutaten:

Eier, groß – 6

Schwarzer Pfeffer, gemahlen – 0,125 Teelöffel

Zwiebelpulver – 0,25 Teelöffel

Knoblauchpulver – 0,25 Teelöffel

Feta-Käse – 0,33 Tasse

Babyspinat – 1,5 Tassen

Meersalz – 0,25 Teelöffel

Richtungen:

1. Heizen Sie Ihren Ofen auf Fahrenheit 350 Grad vor, stellen Sie den Rost in die Mitte des Ofens und fetten Sie eine Muffinform ein.

2. Teilen Sie Ihren Babyspinat und Feta-Käse auf den Boden der zwölf Muffinförmchen.

3. In einer Schüssel die Eier, das Meersalz, das Knoblauchpulver, das Zwiebelpulver und den schwarzen Pfeffer verquirlen, bis das Eiweiß

vollständig in das Eigelb aufgelöst ist. Gießen Sie das Ei über den Spinat und den Käse in die Muffinförmchen und füllen Sie die Muffinförmchen zu drei Vierteln. Stellen Sie die Backform in den Ofen, bis die Eier vollständig gekocht sind, etwa achtzehn bis zwanzig Minuten.

4. Nehmen Sie die Spinat- und Feta-Eierbecher aus dem Ofen und servieren Sie sie warm oder lassen Sie die Eier vor dem Kühlen vollständig auf Raumtemperatur abkühlen.

Frühstück Frittata Portionen: 2

Kochzeit: 20 Minuten

Zutaten:

1 Zwiebel, gehackt

2 Esslöffel rote Paprika, gehackt

¼ lb. Putenwurst zum Frühstück, gekocht und zerbröselt 3 Eier, geschlagen

Prise Cayennepfeffer

Richtungen:

1. Mischen Sie alle Zutaten in einer Schüssel.

2. In eine kleine Backform gießen.

3. Backform in den Luftfritteusenkorb geben.

4. 20 Minuten in der Heißluftfritteuse garen.

Hähnchen-Quinoa-Burrito-Bowl Portionen: 6

Kochzeit: 5 Stunden

Zutaten:

1 Pfund Hähnchenschenkel (ohne Haut, ohne Knochen)

1 Tasse Hühnerbrühe

1 Dose gewürfelte Tomaten (14,5 Unzen)

1 Zwiebel (gehackt)

3 Knoblauchzehen (gehackt)

2 TL Chilipulver

½ TL Koriander

½ TL Knoblauchpulver

1 Paprika (fein gehackt)

15 Unzen Pintobohnen (abgetropft)

1 ½ Tasse Cheddar-Käse (gerieben)

Richtungen:

1. Hähnchen, Tomaten, Brühe, Zwiebel, Knoblauch, Chilipulver, Knoblauchpulver, Koriander und Salz mischen. Stellen Sie den Herd auf niedrige Hitze.

2. Das Huhn herausnehmen und mit einer Gabel und einem Messer in Stücke schneiden.

3. Legen Sie das Huhn zurück in den Slow Cooker und fügen Sie Quinoa und Pintobohnen hinzu.

4. Stellen Sie den Herd für 2 Stunden auf niedrige Hitze.

5. Fügen Sie den Käse oben hinzu und kochen Sie weiter und rühren Sie vorsichtig um, bis der Käse schmilzt.

6. Servieren.

Nährwertangaben:Kalorien 144 mg Gesamtfett: 39 g Kohlenhydrate: 68 g Protein: 59 g Zucker: 8 g Ballaststoffe 17 g Natrium: 756 mg Cholesterin: 144 mg

Avo-Toast mit Ei Portionen: 3

Kochzeit: 0 Minuten

Zutaten:

1½ TL Ghee

1-Scheiben-Brot, glutenfrei und geröstet

½ Avocado, in dünne Scheiben geschnitten

Eine Handvoll Spinat

1 Rührei oder pochiert

Eine Prise rote Paprikaflocken

Richtungen:

1. Das Ghee auf dem gerösteten Brot verteilen. Mit Avocadoscheiben und Blattspinat belegen. Legen Sie ein Rührei oder ein pochiertes Ei darauf. Beenden Sie die Garnierung mit einer Prise roter Paprikaflocken.

Nährwertangaben:Kalorien 540 Fett: 18 g Protein: 27 g Natrium: 25 mg Kohlenhydrate insgesamt: 73,5 g Ballaststoffe: 6 g

Mandelhafer Portionen: 2

Kochzeit: 0 Minuten

Zutaten:

1 Tasse altmodischer Hafer

½ Tasse Kokosmilch

1 Esslöffel Ahornsirup

¼ Tasse Blaubeeren

3 Esslöffel gehackte Mandeln

Richtungen:

1. In einer Schüssel Haferflocken mit Kokosmilch, Ahornsirup und Mandeln mischen. Abdecken und über Nacht ruhen lassen. Am nächsten Tag servieren.

2. Viel Spaß!

<u>Nährwertangaben:</u>Kalorien 255, Fett 9, Ballaststoffe 6, Kohlenhydrate 39, Protein 7

Schoko-Nana-Pfannkuchen Portionen: 2

Kochzeit: 6 Minuten

Zutaten:

2 große Bananen, geschält und püriert

2 große Eier, Weideaufzucht

3 Esslöffel Kakaopulver

2 Esslöffel Mandelbutter

1 Teelöffel reiner Vanilleextrakt

1/8 Teelöffel Salz

Kokosöl zum Einfetten

Richtungen:

1. Eine Pfanne bei mittlerer Hitze vorheizen und die Pfanne mit Kokosöl einfetten.

2. Alle Zutaten in eine Küchenmaschine geben und pulsieren, bis sie glatt sind.

3. Gießen Sie einen Teig (ca. ¼ Tasse) in die Pfanne und formen Sie einen Pfannkuchen.

4. 3 Minuten auf jeder Seite braten.

Nährwertangaben:Kalorien 303 Gesamtfett 17 g Gesättigtes Fett 4 g
Gesamtkohlenhydrate 36 g Nettokohlenhydrate 29 g Protein 5 g Zucker: 15
g Ballaststoffe: 5 g Natrium: 108 mg Kalium 549 mg

Süßkartoffel-Haferriegel Portionen: 6

Kochzeit: 35 Minuten

Zutaten:

Süßkartoffel, gekocht, püriert – 1 Tasse

Mandelmilch, ungesüßt – 0,75 Tasse

Ei – 1

Dattelpaste – 1,5 Esslöffel

Vanilleextrakt – 1,5 Teelöffel

Backpulver – 1 Teelöffel

Zimt, gemahlen – 1 Teelöffel

Nelken, gemahlen – 0,25 Teelöffel

Muskatnuss, gemahlen – 0,5 Teelöffel

Ingwer, gemahlen – 0,5 Teelöffel

Leinsamen, gemahlen – 2 Esslöffel

Proteinpulver – 1 Portion

Kokosmehl – 0,25 Tasse

Hafermehl – 1 Tasse

Getrocknete Kokosnuss, ungesüßt – 0,25 Tasse

Pekannüsse, gehackt – 0,25 Tasse

Richtungen:

1. Heizen Sie den Ofen auf Fahrenheit 375 Grad vor und legen Sie eine quadratische Backform von 20 x 20 cm mit Küchenpergament aus. Sie möchten etwas Pergamentpapier über den Seiten der Pfanne hängen lassen, um es anzuheben, sobald die Riegel fertig gebacken sind.

2. Geben Sie alle Zutaten für die Süßkartoffel-Haferriegel in Ihren Standmixer, außer der getrockneten Kokosnuss und den gehackten Pekannüssen.

Lassen Sie die Mischung einige Augenblicke pulsieren, bis die Mischung glatt ist, und stoppen Sie dann den Mixer. Möglicherweise müssen Sie die Seiten des Mixers nach unten kratzen und dann erneut mixen.

3. Gießen Sie die Kokosnuss und die Pekannüsse in den Teig und rühren Sie sie dann mit einem Spatel unter. Mischen Sie die Mischung nicht erneut, da Sie diese Stücke nicht mischen möchten. Gießen Sie die Süßkartoffel-Haferriegel-Mischung in Ihre vorbereitete Pfanne und verteilen Sie sie.

4. Stellen Sie Ihre Süßkartoffel-Haferriegel-Schale in die Mitte Ihres Ofens und lassen Sie sie backen, bis die Riegel durchgebacken sind, etwa zweiundzwanzig

bis fünfundzwanzig Minuten. Nimm die Pfanne aus dem Ofen. Stellen Sie einen Kühlrost neben die Auflaufform und heben Sie dann das Küchenpapier vorsichtig am Überhang an und heben Sie es vorsichtig aus der Form und auf den Rost, um es abzukühlen. Lassen Sie die Süßkartoffel-Haferriegel vor dem Schneiden vollständig abkühlen.

Easy-peasy Hash Browns Portionen: 3

Kochzeit: 35 Minuten

Zutaten:

Geschredderte Rösti, gefroren – 1 Pfund

Eier – 2

Meersalz – 0,5 Teelöffel

Knoblauchpulver – 0,5 Teelöffel

Zwiebelpulver – 0,5 Teelöffel

Schwarzer Pfeffer, gemahlen – 0,125 Teelöffel

Natives Olivenöl extra – 1 Esslöffel

Richtungen:

1. Beginnen Sie damit, Ihr Waffeleisen aufzuwärmen.

2. In einer Küchenschüssel die Eier verquirlen, um sie zu zerkleinern, und dann die restlichen Zutaten hinzufügen. Falten Sie sie alle zusammen, bis die Kartoffel gleichmäßig mit dem Ei und den Gewürzen bedeckt ist.

3. Fetten Sie Ihr Waffeleisen ein und verteilen Sie ein Drittel der Röstimischung darauf. Schließen Sie es und lassen Sie die Kartoffeln darin

goldbraun kochen, etwa zwölf bis fünfzehn Minuten. Entfernen Sie das Rösti vorsichtig mit einer Gabel und kochen Sie dann ein weiteres Drittel der Mischung und dann das letzte Drittel weiter.

4. Du kannst die gekochten Rösti im Kühlschrank aufbewahren und sie dann im Waffeleisen oder im Ofen aufwärmen, um sie später wieder knusprig zu machen.

Spargel-Pilz-Frittata Portionen: 1

Kochzeit:

Zutaten:

Eier – 2

Spargelstangen – 5

Wasser – 1 Esslöffel

Natives Olivenöl extra – 1 Esslöffel

Champignons, in Scheiben geschnitten – 3

Meersalz – Prise

Frühlingszwiebel, gehackt – 1

Ziegenkäse, halbweich – 2 Esslöffel

Richtungen:

1. Heizen Sie Ihren Ofen auf der Grilleinstellung auf, während Sie Ihre Frittata zubereiten. Bereiten Sie Ihr Gemüse vor, indem Sie das harte Ende der Spargelstangen entfernen und die Stangen dann in mundgerechte Stücke schneiden.

2. Fetten Sie eine ofenfeste Pfanne von 7 bis 8 Zoll ein und stellen Sie sie auf mittlere Hitze. Fügen Sie die Pilze hinzu und lassen Sie sie zwei Minuten lang anbraten, bevor Sie den Spargel hinzufügen und weitere zwei Minuten kochen. Nach dem Braten das Gemüse gleichmäßig auf dem Pfannenboden verteilen.

3. In einer kleinen Rührschüssel Eier, Wasser und Meersalz verquirlen und dann über das sautierte Gemüse gießen. Die gehackte Frühlingszwiebel und den zerbröckelten Ziegenkäse über die Frittata streuen.

4. Lassen Sie die Pfanne auf diese Weise ungestört auf dem Herd weitergaren, bis die Rühreier der Frittata an den Rändern zu stocken beginnen und sich von den Seiten der Pfanne lösen. Heben Sie die Pfanne vorsichtig an und drehen Sie sie in sanften kreisenden Bewegungen, damit das Ei gleichmäßig gart.

5. Geben Sie Ihre Frittata in den Ofen und garen Sie sie unter dem Kessel, bis das Ei vollständig gekocht ist, weitere zwei bis drei Minuten. Behalten Sie das Ei für Ihre Frittata gut im Auge, damit es nicht zu stark kocht. Sobald es fertig ist, aus dem Ofen nehmen, die Frittata auf einen Teller geben und heiß genießen.

Slow Cooker French Toast Casserole Portionen: 9

Kochzeit: 4 Stunden

Zutaten:

2 Eier

2 Eiweiß

1 ½ Mandelmilch oder 1 % Milch

2 EL roher Honig

1/2 TL Zimt

1 TL Vanilleextrakt

9 Scheiben Brot

Für die Füllung:

3 Tassen Äpfel (gewürfelt)

2 EL roher Honig

1 EL Zitronensaft

1/2 TL Zimt

1/3 Tasse Pekannüsse

Richtungen:

1. Die ersten sechs Zutaten in eine Schüssel geben und mischen.

2. Fetten Sie den Schongarer mit einem Antihaft-Kochspray ein.

3. Alle Zutaten der Füllung in einer kleinen Schüssel vermengen und beiseite stellen. Die Apfelstücke richtig in die Füllung einarbeiten.

4. Brotscheiben halbieren (Dreieck), dann drei Apfelscheiben auf den Boden legen und etwas Belag darüber legen. Die Brotscheiben schichten und nach dem gleichen Muster füllen.

5. Den Eierteig auf die Brotschichten und die Füllung geben.

6. Stellen Sie den Herd für 2 ½ Stunden auf hohe Hitze oder für 4 Stunden auf niedrige Hitze.

Nährwertangaben:Kalorien 227 Gesamtfett: 7 g Kohlenhydrate: 34 g
Protein: 9 g Zucker: 19 g Ballaststoffe 4 g Natrium: 187 mg

Truthahn mit Thymian-Salbei-Wurst Portionen: 4

Kochzeit: 25 Minuten

Zutaten:

1 Pfund gemahlener Truthahn

½ TL Zimt

½ TL Knoblauchpulver

1 TL frischer Rosmarin

1 TL frischer Thymian

1 TL Meersalz

2 TL frischer Salbei

2 EL Kokosöl

Richtungen:

1. Alle Zutaten bis auf das Öl in einer Rührschüssel verrühren.

Über Nacht oder für 30 Minuten kühl stellen.

2. Gießen Sie das Öl in die Mischung. Aus der Masse vier Patties formen.

3. Braten Sie die Bratlinge in einer leicht eingefetteten Pfanne bei mittlerer Hitze 5 Minuten auf jeder Seite oder bis ihre Mittelteile nicht mehr rosa sind. Sie können sie auch zubereiten, indem Sie sie für 25 im Ofen backen

Minuten bei 400°F.

Nährwertangaben:Kalorien 284 Fett: 9,4 g Protein: 14,2 g Natrium: 290 mg Kohlenhydrate insgesamt: 36,9 g Ballaststoffe: 0,7 g

Kirsch-Spinat-Smoothie Portionen: 1

Kochzeit: 0 Minuten

Zutaten:

1 Tasse Naturkefir

1 Tasse gefrorene Kirschen, entkernt

½ Tasse Babyspinatblätter

¼ Tasse zerdrückte reife Avocado

1 Esslöffel Mandelbutter

1 Stück geschälter Ingwer (1/2 Zoll)

1 Teelöffel Chiasamen

Richtungen:

1. Alle Zutaten in einen Mixer geben. Pulsieren, bis es glatt ist.

2. Vor dem Servieren im Kühlschrank abkühlen lassen.

Nährwertangaben:Kalorien 410 Gesamtfett 20 g Gesamtkohlenhydrate 47 g
Nettokohlenhydrate 37 g Protein 17 g Zucker 33 g Ballaststoffe: 10 g
Natrium: 169 mg

Frühstückskartoffeln Portionen: 2

Kochzeit: 15 Minuten

Zutaten:

5 Kartoffeln, in Würfel geschnitten

1 Esslöffel Öl

½ Teelöffel Knoblauchpulver

¼ Teelöffel Pfeffer

½ Teelöffel geräucherter Paprika

Richtungen:

1. Heizen Sie Ihre Heißluftfritteuse 5 Minuten lang auf 400 Grad F vor.

2. Kartoffeln in Öl wenden.

3. Mit Knoblauchpulver, Pfeffer und Paprika würzen.

4. Kartoffeln in den Luftfritteusenkorb geben.

5. 15 Minuten in der Heißluftfritteuse garen.

Portionen Instant-Bananen-Haferflocken: 1

Zutaten:

1 zerdrückte reife Banane

½ c. Wasser

½ c. Haferflocken

Richtungen:

1. Haferflocken und Wasser in eine mikrowellengeeignete Schüssel geben und umrühren.

2. Stellen Sie die Schüssel in die Mikrowelle und erhitzen Sie sie 2 Minuten lang auf hoher Stufe.

3. Die Schüssel aus der Mikrowelle nehmen und die zerdrückte Banane einrühren und genießen.

Nährwertangaben:Kalorien: 243, Fett: 3 g, Kohlenhydrate: 50 g, Protein: 6 g, Zucker: 20 g, Natrium: 30 mg

Mandelbutter-Bananen-Smoothie Portionen: 1

Zutaten:

1 Esslöffel. Mandelbutter

½ c. Eiswürfel

½ c. verpackter Spinat

1 geschälte und gefrorene mittelgroße Banane

1 c. fettfreie Milch

Richtungen:

1. Alle Zutaten in einem leistungsstarken Mixer pürieren, bis sie glatt und cremig sind.

2. Servieren und genießen.

Nährwertangaben:Kalorien: 293, Fett: 9,8 g, Kohlenhydrate: 42,5 g, Protein: 13,5

g, Zucker: 12 g, Natrium: 111 mg

Schokoladen-Chia-Energieriegel ohne Backen

Portionen: 14

Kochzeit: 0 Minuten

Zutaten:

1 ½ Tassen verpackte, entkernte Datteln

1/Tasse ungesüßte Kokosraspeln

1 Tasse rohe Walnussstücke

1/4 Tasse (35 g) natürliches Kakaopulver

1/2 Tasse (75 g) ganze Chiasamen

1/2 Tasse (70 g) gehackte dunkle Schokolade

1/2 Tasse (50 g) Hafer

1 TL reiner Vanilleextrakt, optional, verstärkt den Geschmack 1/4 TL unraffiniertes Meersalz

Richtungen:

1. Pürieren Sie die Datteln in einem Mixer, bis sich eine dicke Paste bildet.

2. Fügen Sie die Walnüsse hinzu und mischen Sie alles.

3. Den Rest der Fixierung hinzugeben und verkneten, bis ein dicker Teig entsteht.

4. Legen Sie eine rechteckige, mit Backpapier ausgelegte Backform aus. Legen Sie die Mischung fest in die Pfanne und legen Sie sie gerade in alle Ecken.

5. Für mindestens ein paar Stunden bis Mitternacht in den Gefrierschrank stellen.

6. Aus der Pfanne heben und in 14 Streifen schneiden.

7. In den Kühlschrank oder einen luftdichten Behälter stellen.

Nährwertangaben:Zucker 17 g Fett: 12 g Kalorien: 234 Kohlenhydrate: 28 g Protein: 4,5 g

Fruchtige Leinsamen-Frühstücksschüssel

Portionen: 1

Kochzeit: 5 Minuten

Zutaten:

Für den Brei:

¼ Tasse Leinsamen, frisch gemahlen

¼ TL Zimt, gemahlen

1 Tasse Mandel- oder Kokosmilch

1 mittelgroße Banane, püriert

Eine Prise feinkörniges Meersalz

Für die Beläge:

Blaubeeren, frisch oder aufgetaut

Walnüsse, roh gehackt

Reiner Ahornsirup (optional)

Richtungen:

1. In einem mittelgroßen Topf bei mittlerer Hitze alle Zutaten für den Brei mischen. 5 Minuten lang ständig umrühren, oder bis der Brei eindickt und leicht kocht.

2. Übertragen Sie den gekochten Brei in eine Servierschüssel. Mit den Toppings garnieren und etwas Ahornsirup darüber gießen, wenn Sie es etwas süßer mögen.

Nährwertangaben:Kalorien 780 Fett: 26 g Protein: 39 g Natrium: 270 mg Kohlenhydrate insgesamt: 117,5 g

Frühstücks-Haferflocken im Slow Cooker

Portionen: 8

Zutaten:

4 c. Mandelmilch

2 Päckchen Stevia

2 c. stahlgeschnittener Hafer

1/3 c. gehackte getrocknete Aprikosen

4 c. Wasser

1/3 c. getrocknete Kirschen

1 Teelöffel. Zimt

1/3 c. Rosinen

Richtungen:

1. In einem Schongarer alle Zutaten gut vermischen.

2. Abdecken und auf niedrig stellen.

3. 8 Stunden kochen.

4. Sie können dies am Vorabend einstellen, damit Sie morgens das Frühstück fertig haben.

<u>Nährwertangaben:</u>Kalorien: 158,5, Fett: 2,9 g, Kohlenhydrate: 28,3 g, Protein: 4,8

g, Zucker: 11 g, Natrium: 135 mg

Pumpernickelbrot Portionen: 12

Kochzeit: 2 Stunden, 30 Minuten

Zutaten:

Pumpernickelmehl – 3 Tassen

Vollkornmehl – 1 Tasse

Maismehl – 0,5 Tasse

Kakaopulver – 1 Esslöffel

Aktive Trockenhefe – 1 Esslöffel

Kümmel – 2 Teelöffel

Meersalz – 1,5 Teelöffel

Wasser, warm – 1,5 Tassen, geteilt

Dattelpaste – 0,25 Tassen, geteilt

Avocadoöl – 1 Esslöffel

Süßkartoffeln, püriert – 1 Tasse

Ei waschen – 1 Eiweiß + 1 Esslöffel Wasser

Richtungen:

1. Bereiten Sie eine 24 x 15 cm große Kastenform vor, indem Sie sie mit Küchenpapier auslegen und dann leicht einfetten.

2. Mischen Sie in einem Topf eine Tasse Ihres Wassers mit dem Maismehl, bis es heiß und dickflüssig ist, etwa fünf Minuten lang. Achten Sie darauf, während des Erhitzens weiter zu rühren, um Klumpen zu vermeiden. Sobald die Masse dickflüssig ist, die Pfanne vom Herd nehmen und Dattelpaste, Kakaopulver, Kümmel und Avocadoöl einrühren. Stellen Sie die Pfanne beiseite, bis der Inhalt lauwarm abgekühlt ist.

3. Geben Sie die restliche halbe Tasse warmes Wasser zusammen mit der Hefe in eine große Küchenschüssel und rühren Sie um, bis sich die Hefe aufgelöst hat. Lassen Sie diese Mischung für das Pumpernickelbrot etwa zehn Minuten ruhen, bis es aufgeblüht ist und bauschige Bläschen gebildet hat.

Dies geschieht am besten an einem warmen Ort.

4. Sobald die Hefe aufgeblüht ist, die lauwarme Maismehl-Wasser-Mischung zusammen mit dem Süßkartoffelpüree in die Rührschüssel geben.

Sobald die Flüssigkeiten und die Kartoffel vermischt sind, das Vollkornmehl und das Pumpernickelmehl einrühren. Die Mischung zehn Minuten lang kneten, am besten mit einem Standmixer und Knethaken. Der Teig ist fertig wenn es eine zusammenhängende Kugel bildet, die glatt ist und sich von den Rändern der Mischschale löst.

5. Entfernen Sie den Knethaken und decken Sie Ihre Rührschüssel mit Küchenfolie oder einem sauberen, feuchten Küchentuch ab. Stellen Sie die Rührschüssel für die Küche an einen warmen Ort, um den Teig gehen zu lassen, bis er sich verdoppelt hat – etwa eine Stunde lang.

6. Heizen Sie Ihren Ofen auf Fahrenheit 375 Grad vor, um den Brotlaib vorzubereiten.

7. Formen Sie den Teig zu einer schönen Stange und legen Sie ihn in Ihre vorbereitete Kastenform. Verquirlen Sie Ihre Eiermilch und verwenden Sie dann einen Backpinsel, um sie leicht über die Oberseite Ihres vorbereiteten Laibs zu streichen. Falls gewünscht, den Laib mit einem scharfen Messer einritzen, um ein dekoratives Design zu erhalten.

8. Legen Sie Ihr Brot in die Mitte Ihres heißen Ofens und lassen Sie es backen, bis es eine wunderschöne dunkle Farbe hat und wenn Sie darauf klopfen, es ein hohles Geräusch erzeugt – etwa eine Stunde. Nehmen Sie das Pumpernickelbrot aus dem Ofen und lassen Sie es fünf Minuten in der Pfanne abkühlen, bevor Sie das Pumpernickelbrot aus der Pfanne nehmen und das Brot auf ein Kuchengitter legen, um es weiter abzukühlen. Schneiden Sie den Laib erst auf, wenn er vollständig abgekühlt ist.

Portionen Kokosnuss-Himbeer-Chia-Pudding: 4

Kochzeit: 0 Minuten

Zutaten:

¼ Tasse Chiasamen

½ EL Stevia

1 Tasse Kokosmilch, ungesüßt, vollfett

2 EL Mandeln

¼ Tasse Himbeeren

Richtungen:

1. Nehmen Sie eine große Schüssel, fügen Sie Chiasamen zusammen mit Stevia und Kokosmilch hinzu, rühren Sie um, bis alles vermischt ist, und stellen Sie es über Nacht in den Kühlschrank, bis es eingedickt ist.

2. Pudding aus dem Kühlschrank nehmen, Mandeln und Beeren darauf verteilen und servieren.

Nährwertangaben:Kalorien 158, Gesamtfett 14,1 g, Gesamtkohlenhydrate 6,5 g, Protein 2 g, Zucker 3,6 g, Natrium 16 mg

Wochenend-Frühstückssalat-Portionen: 4

Kochzeit: 0 Minuten

Zutaten:

Eier, vier hart gekocht

Zitrone, eins

Rucola, zehn Tassen

Quinoa, eine Tasse gekocht und abgekühlt

Olivenöl, zwei Esslöffel

Dill, gehackt, eine halbe Tasse

Mandeln, gehackt, eine Tasse

Avocado, eine große, dünn geschnittene

Gurke, gehackt, eine halbe Tasse

Tomate, ein großer Schnitt in Keile

Richtungen:

1. Quinoa, Gurke, Tomaten und Rucola mischen. Vermengen Sie diese Zutaten leicht mit Olivenöl, Salz und Pfeffer. Übertragen und das Ei und die

Avocado darauf anrichten. Jeden Salat mit Mandeln und Kräutern garnieren. Mit Saft von der Zitrone beträufeln.

<u>Nährwertangaben:</u>Kalorien 336 Fett 7,7 Gramm Protein 12,3 Gramm Kohlenhydrate 54,6 Gramm Zucker 5,5 Gramm Ballaststoffe 5,2 Gramm

Leckerer käsiger vegetarischer Reis mit Brokkoli und Blumenkohl

Portionen: 2

Kochzeit: 7 Minuten

Zutaten:

½ Tasse Brokkoliröschen, gerieben

1½ Tassen Blumenkohlröschen, gerieben

¼ TL Knoblauchpulver

¼ TL Salz

¼ TL gemahlener schwarzer Pfeffer

1/8 TL gemahlene Muskatnuss

½ EL ungesalzene Butter

1/8 Tasse Mascarpone-Käse

¼ Tasse zerkleinerter scharfer Cheddar-Käse

Richtungen:

1. Nehmen Sie eine mittelhitzebeständige Schüssel, geben Sie alle Zutaten außer Mascarpone und Cheddar-Käse hinein und rühren Sie um, bis alles vermischt ist.

2. Stellen Sie die Schüssel in eine Mikrowelle, erhitzen Sie sie 5 Minuten lang bei hoher Hitze, fügen Sie dann Käse hinzu und kochen Sie 2 Minuten lang weiter.

3. Mascarpone-Käse in die Schüssel geben, umrühren, bis alles vermischt und cremig ist, und sofort servieren.

Nährwertangaben:Kalorien 138, Gesamtfett 9,8 g, Gesamtkohlenhydrate 6,6 g, Protein 7,5 g, Zucker 2,4 g, Natrium 442 mg

Mittelmeer-Toast Portionen: 2

Zutaten:

1 ½ TL. zerkleinerter Feta mit reduziertem Fettgehalt

3 geschnittene griechische Oliven

¼ pürierte Avocado

1 Scheibe gutes Vollkornbrot

1 Esslöffel. Geröstete Paprika Hummus

3 geschnittene Kirschtomaten

1 geschnittenes hartgekochtes Ei

Richtungen:

1. Zuerst das Brot toasten und mit ¼ Avocadopüree und 1

Esslöffel Hummus.

2. Kirschtomaten, Oliven, hartgekochtes Ei und Feta hinzugeben.

3. Nach Geschmack mit Salz und Pfeffer würzen.

Nährwertangaben:Kalorien: 333,7, Fett: 17 g, Kohlenhydrate: 33,3 g, Protein: 16,3

g, Zucker: 1 g, Natrium: 700 mg

Portionen Süßkartoffel-Frühstückssalat: 2

Kochzeit: 0 Minuten

Zutaten:

1 Messlöffel Proteinpulver

¼ Tasse Blaubeeren

¼ Tasse Himbeeren

1 Banane, geschält

1 Süßkartoffel, gebacken, geschält und gewürfelt

Richtungen:

1. Die Kartoffel in eine Schüssel geben und mit einer Gabel zerdrücken. Bananen- und Proteinpulver hinzufügen und alles gut miteinander vermischen. Beeren dazugeben, mischen und kalt servieren.

2. Viel Spaß!

Nährwertangaben:Kalorien 181, Fett 1, Ballaststoffe 6, Kohlenhydrate 8, Protein 11

Faux Breakfast Hash Brown Cups Portionen: 8

Zutaten:

40 g Zwiebelwürfel

8 große Eier

7 ½ g Knoblauchpulver

2 ½ g Pfeffer

170 g geriebener Magerkäse

170 g geriebene Süßkartoffel

2 ½ g Salz

Richtungen:

1. Backofen auf 400 0F vorheizen und eine Muffinform mit Förmchen vorbereiten.

2. Geben Sie geriebene Süßkartoffeln, Zwiebeln, Knoblauch und Gewürze in eine Schüssel und mischen Sie alles gut, bevor Sie einen Löffel in jede Tasse geben. Fügen Sie auf jede Tasse ein großes Ei hinzu und backen Sie 15 Minuten lang, bis die Eier gekocht sind.

3. Frisch servieren oder lagern.

Nährwertangaben:Kalorien: 143, Fett: 9,1 g, Kohlenhydrate: 6 g, Protein: 9 g, Zucker: 0 g, Natrium: 290 mg

Spinat-Pilz-Omelette Portionen: 2

Zutaten:

2 EL. Olivenöl

2 ganze Eier

3 c. Spinat, frisch

Kochspray

10 geschnittene Baby-Bella-Pilze

8 EL. Geschnittene rote Zwiebel

4 Eiweiß

2 Unzen. Ziegenkäse

Richtungen:

1. Stellen Sie eine Pfanne bei mittlerer Hitze auf und fügen Sie Oliven hinzu.

2. Die in Scheiben geschnittenen roten Zwiebeln in die Pfanne geben und umrühren, bis sie durchscheinend sind.

Gib dann deine Pilze in die Pfanne und rühre weiter, bis sie leicht braun sind.

3. Spinat hinzugeben und umrühren, bis er zusammengefallen ist. Mit etwas Pfeffer und Salz würzen. Vom Herd nehmen.

4. Sprühen Sie eine kleine Pfanne mit Kochspray ein und stellen Sie sie auf mittlere Hitze.

5. Brechen Sie 2 ganze Eier in einer kleinen Schüssel auf. 4 Eiweiß hinzufügen und verquirlen.

6. Gießen Sie die verquirlten Eier in die kleine Pfanne und lassen Sie die Mischung eine Minute ruhen.

7. Verwenden Sie einen Pfannenwender, um sich vorsichtig um die Ränder der Pfanne herum vorzuarbeiten.

Heben Sie die Pfanne an und kippen Sie sie kreisförmig nach unten und herum, damit die flüssigen Eier die Mitte erreichen und um die Ränder der Pfanne herum kochen können.

8. Zerkrümelten Ziegenkäse mit der Pilzmischung auf eine Seite des Omeletts geben.

9. Dann die andere Seite des Omeletts vorsichtig mit dem Pfannenwender über die Pilzseite klappen.

10. Garen für 30 Sekunden zulassen. Dann das Omelett auf einen Teller geben.

Nährwertangaben:Kalorien: 412, Fett: 29 g, Kohlenhydrate: 18 g, Protein: 25 g, Zucker: 7 g, Natrium: 1000 mg

Salat-Wraps mit Huhn und Gemüse Portionen: 2

Kochzeit: 15 Minuten

Zutaten:

½ EL ungesalzene Butter

¼ Pfund gemahlenes Huhn

1/8 Tasse Zucchini, gehackt

¼ grüne Paprika, entkernt und gehackt

1/8 Tasse gelber Kürbis, gehackt

¼ einer mittelgroßen Zwiebel, gehackt

½ TL gehackter Knoblauch

Frisch gemahlener schwarzer Pfeffer nach Geschmack

¼ TL Currypulver

½ EL Sojasauce

2 große Salatblätter

½ Tasse geriebener Parmesankäse

Richtungen:

1. Nehmen Sie eine Bratpfanne, stellen Sie sie auf mittlere Hitze, geben Sie Butter und Hühnchen hinein, zerbröseln Sie es und kochen Sie es etwa 5 Minuten lang, bis das Hähnchen nicht mehr rosa ist.

2. Dann Zucchini, Paprika, Kürbis, Zwiebel und Knoblauch in die Pfanne geben, umrühren, bis alles vermischt ist, und 5 Minuten kochen lassen.

3. Dann mit schwarzem Pfeffer und Currypulver würzen, mit Sojasauce beträufeln, gut umrühren und 5 Minuten weiterkochen, bis zum Bedarf beiseite stellen.

4. Wraps zusammenstellen und dafür die Hähnchenmischung gleichmäßig auf jedes Salatblatt verteilen, dann mit Käse bestreuen und servieren.

5. Für die Zubereitung von Mahlzeiten die Hühnermischung bis zu zwei Tage lang in einen luftdichten Behälter und Kühlschrank stellen.

6. Wenn Sie zum Essen bereit sind, erhitzen Sie die Hühnermischung in der Mikrowelle, bis sie heiß ist, geben Sie sie dann auf Salatblätter und servieren Sie sie.

Nährwertangaben:Kalorien 71, Gesamtfett 6,7 g, Gesamtkohlenhydrate 4,2 g, Protein 4,8 g, Zucker 30,5 g, Natrium 142 mg

Cremige Zimt-Bananenschüssel Portionen: 1

Kochzeit: 3 Minuten

Zutaten:

1 große Banane, reif

¼ TL Zimt, gemahlen

Eine Prise keltisches Meersalz

2 EL Kokosnussbutter, geschmolzen

Toppings nach Wahl: Obst, Samen oder NussRichtungen:

1. Zerdrücke die Banane in einer Rührschüssel. Zimt und keltisches Meersalz hinzufügen. Beiseite legen.

2. Erhitzen Sie die Kokosnussbutter in einem Topf bei schwacher Hitze.

Schöpfen Sie die warme Butter zur Bananenmischung.

3. Zum Servieren mit Ihren Lieblingsfrüchten, Kernen oder Nüssen garnieren.

Nährwertangaben:Kalorien 564 Fett: 18,8 g Protein: 28,2 g Natrium: 230 mg
Kohlenhydrate insgesamt: 58,2 g Ballaststoffe: 15,9 g

Gute Körner mit Preiselbeeren und Zimt

Portionen: 2

Kochzeit: 35 Minuten

Zutaten:

1 Tasse Getreide (wahlweise Amaranth, Buchweizen oder Quinoa) 2½ Tassen Kokoswasser oder Mandelmilch

1 Stange Zimt

2 Stück ganze Nelken

1 Sternanisschote (optional)

Frisches Obst: Äpfel, Brombeeren, Preiselbeeren, Birnen oder Kakis

Ahornsirup (optional)

Richtungen:

1. Körner, Kokoswasser und Gewürze in einem Topf zum Kochen bringen. Abdecken, dann die Hitze auf mittel-niedrig reduzieren. Innerhalb von 25 Minuten köcheln lassen.

2. Zum Servieren die Gewürze wegwerfen und mit Fruchtscheiben garnieren. Nach Belieben mit dem Ahornsirup beträufeln.

<u>Nährwertangaben:</u>Kalorien 628 Fett: 20,9 g Protein: 31,4 g Natrium: 96 mg

Kohlenhydrate insgesamt: 112,3 g Ballaststoffe: 33,8 g

Frühstücks-Omelett-Portionen: 2

Kochzeit: 10 Minuten

Zutaten:

2 Eier, geschlagen

1 Stängel Frühlingszwiebel, gehackt

½ Tasse Champignons, in Scheiben geschnitten

1 rote Paprika, gewürfelt

1 Teelöffel Kräuterwürze

Richtungen:

1. Eier in einer Schüssel schlagen. Die restlichen Zutaten unterrühren.

2. Gießen Sie die Eiermischung in eine kleine Backform. Pfanne in den Luftfritteusenkorb geben.

3. Im Airfryer-Korb bei 350 Grad F 10 Minuten lang garen.

Nährwertangaben:Kalorien 210 Kohlenhydrate: 5 g Fett: 14 g Protein: 15 g

Vollkorn-Sandwichbrot Portionen: 12

Kochzeit: 3 Stunden, 20 Minuten

Zutaten:

Weißes Vollkornmehl – 3,5 Tassen

Natives Olivenöl extra – 0,25 Tasse

Dattelpaste – 0,25 Tasse

Milch nach Wahl, warm – 1.125 Tasse

Meersalz – 1,25 Teelöffel

Aktive Trockenhefe – 2,5 Teelöffel

Richtungen:

1. Bereiten Sie eine 24 x 15 cm große Kastenform vor, indem Sie sie mit Küchenpapier auslegen und dann leicht einfetten.

2. Mischen Sie in einer großen Rührschüssel alle Ihre Zutaten mit einem Spatel zusammen. Lassen Sie den Inhalt nach dem Kombinieren 30 Minuten lang ruhen.

3. Beginnen Sie, Ihren Teig zu kneten, bis er weich, dehnbar und biegsam ist.

etwa sieben Minuten. Sie können dieses Kneten von Hand machen, aber die Verwendung einer Küchenmaschine und eines Knethakens ist die einfachste Methode.

4. Mit dem gekneteten Teig in der zuvor verwendeten Rührschüssel die Rührschüssel mit Küchenplastik oder einem sauberen, feuchten Küchentuch abdecken und an einem warmen Ort etwa ein bis zwei Stunden gehen lassen, bis er sich verdoppelt hat.

5. Drücken Sie Ihren Teig vorsichtig nieder und formen Sie ihn zu einem schönen Klotz, bevor Sie ihn in Ihre vorbereitete Kastenform legen. Decken Sie die Pfanne mit dem zuvor verwendeten Plastik oder Handtuch ab und lassen Sie sie im warmen Raum aufgehen, bis sie sich verdoppelt hat, weitere ein oder zwei Stunden.

6. Wenn das Brot fast aufgegangen ist, erwärmen Sie Ihren Ofen auf Fahrenheit 350 Grad.

7. Entfernen Sie die Abdeckung von Ihrem aufgegangenen Brotlaib und stellen Sie den Laib in die Mitte Ihres heißen Ofens. Alufolie vorsichtig über den Laib legen, ohne ihn zu entleeren, damit er nicht zu schnell braun wird. Lassen Sie das Brot auf diese Weise fünfunddreißig bis vierzig Minuten backen, bevor Sie die Folie entfernen und das Brot weitere zwanzig Minuten backen. Das Brot ist fertig, wenn es eine wunderschöne goldene Farbe hat und beim Klopfen hohl klingt.

8. Lassen Sie das Vollkorn-Sandwichbrot fünf Minuten lang in der Pfanne abkühlen, bevor Sie es aus dem Metall nehmen und zum Abkühlen auf ein

Gitter legen. Lassen Sie das Brot vollständig abkühlen, bevor Sie es anschneiden.

Geschreddertes Hähnchengyros

Zutaten:

2 mittelgroße Zwiebeln, gespalten

6 Knoblauchzehen, gehackt

1 Teelöffel Zitronen-Pfeffer-Aroma

1 Teelöffel getrockneter Oregano

1/2 Teelöffel gemahlener Piment

1/2 Tasse Wasser

1/2 Tasse Zitronensaft

1/4 Tasse Rotweinessig

2 Esslöffel Olivenöl

2 Pfund knochenlose, hautlose Hühnerbrust

8 ganze Fladenbrote

Optionale Beilagen: Tzatziki-Sauce, zerrissene Romaine und geschnittene Tomaten, Gurken und Zwiebeln

Richtungen:

1. In einem 3-qt. Slow Cooker, Konsolidierung der ersten 9 Fixierungen; gehören Hühnchen. Kochen Sie, gesichert, auf niedriger Stufe 3-4 Stunden oder bis das Huhn zart ist (ein Thermometer sollte auf jeden Fall 165° durchziehen).

2. Entfernen Sie das Huhn aus dem mittelstarken Herd. Mit 2 Gabeln zerkleinern; komm zurück zum langsamen Kocher. Legen Sie die Hähnchenmischung mit einer Zange auf die Fladenbrote. Präsentieren Sie mit Beilagen.

Süßkartoffelsuppe Portionen: 6

Kochzeit: 15 Minuten

Zutaten:

2 Esslöffel Olivenöl

1 mittelgroße Zwiebel, gehackt

1 Dose grüne Chilis

1 Teelöffel gemahlener Kreuzkümmel

1 Teelöffel gemahlener Ingwer

1 Teelöffel Meersalz

4 Tassen Süßkartoffeln, geschält und gehackt 4 Tassen natriumarme Bio-Gemüsebrühe 2 Esslöffel frischer Koriander, gehackt

6 Esslöffel griechischer Joghurt

Richtungen:

1. Olivenöl in einem großen Suppentopf bei mittlerer Hitze erhitzen. Fügen Sie die Zwiebel hinzu und braten Sie sie an, bis sie weich ist. Fügen Sie die grünen Chilis und Gewürze hinzu und kochen Sie für 2 Minuten.

2. Süßkartoffeln und Gemüsebrühe einrühren und zum Kochen bringen.

3. Innerhalb von 15 Minuten köcheln lassen.

4. Rühren Sie den gehackten Koriander ein.

5. Die Hälfte der Suppe pürieren, bis sie glatt ist. Zurück in den Topf mit der restlichen Suppe geben.

6. Nach Belieben mit zusätzlichem Meersalz würzen und mit einem Klecks griechischem Joghurt toppen.

Nährwertangaben:Gesamtkohlenhydrate: 33 g Ballaststoffe: 5 g Protein: 6 g Gesamtfett: 5 g Kalorien: 192

Quinoa Burrito Bowls Zutaten:

1 Formel Cilantro Lime Quinoa

Für die dunklen Bohnen:

1 Dose dunkle Bohnen

1 Teelöffel gemahlener Kreuzkümmel

1 Teelöffel getrockneter Oregano

Salz, nach Geschmack

Für die Kirschtomate Pico de Gallo:

1 trockene 16 Unzen Kirsch- oder Traubentomaten, geviertelt 1/2 Tasse
gewürfelte rote Zwiebel

1 Esslöffel gehackter Jalapeno-Pfeffer, (Rippen und Samen ausgestoßen,
wann immer Sie möchten)

1/2 Tasse gespaltener, knackiger Koriander

2 Esslöffel Limettensaft

Salz, nach Geschmack

Zu den Befestigungen:

ausgehärtete Jalapenos schneiden

1 Avocado, gewürfelt

Richtungen:

1. Koriander-Limetten-Quinoa anrichten und warm halten.

2. In einem kleinen Saucenbehälter die dunklen Bohnen und deren Flüssigkeit mit dem Kreuzkümmel und dem Oregano bei mittlerer Hitze mischen. Mischen Sie regelmäßig, bis die Bohnen heiß sind. Probieren Sie und fügen Sie Salz hinzu, wann immer Sie möchten.

3. Die Zutaten für die Kirschtomate Pico de Gallo in einer Schüssel vermengen und gut schwenken.

4. Um die Burrito-Schalen anzuhäufen, verteilen Sie den Koriander-Limetten-Quinoa auf vier Schalen. Fügen Sie jeweils ein Viertel der dunklen Bohnen hinzu. Mit Kirschtomate Pico de Gallo, geschnittenen eingelegten Jalapenos und Avocado belegen.

Schätzen!

5. Hinweis:

6. Die Gesamtheit der Bestandteile dieser Gerichte kann frühzeitig hergestellt und zum Verzehr angehäuft werden. Sie können Quinoa und Bohnen entweder erwärmen oder bei Zimmertemperatur genießen. Ich mache die Segmente gerne am Ende der Woche, damit ich Quinoa Burrito Bowls zum Mittagessen während der Woche genießen kann.

Broccolini mit Mandeln Portionen: 6

Kochzeit: 5 Minuten

Zutaten:

1 frische rote Chili, entkernt und fein gehackt 2 Bund Broccolini, getrimmt

1 Esslöffel natives Olivenöl extra

2 Knoblauchzehen, in dünne Scheiben geschnitten

1/4 Tasse natürliche Mandeln, grob gehackt

2 Teelöffel Zitronenschale, fein gerieben

4 Sardellen in Öl, gehackt

Ein Spritzer frischer Zitronensaft

Richtungen:

1. Etwas Öl in einer Pfanne erhitzen. Fügen Sie 2 Teelöffel Zitronenschale, abgetropfte Sardellen, fein gehackte Chili und dünn geschnittene Handschuhe hinzu.

Unter ständigem Rühren etwa 30 Sekunden kochen.

2. Fügen Sie 1/4 Tasse grob gehackte Mandeln hinzu und kochen Sie eine Minute lang.

Hitze ausschalten und Zitronensaft darüber geben.

3. Stellen Sie den Dampfkorb über eine Pfanne mit siedendem Wasser. Broccolini in einen Korb geben und abdecken.

4. Etwa 3-4 Minuten kochen, bis sie zart-knusprig sind. Abtropfen lassen und dann auf die Servierplatte geben.

5. Mit Mandelmischung bestreuen und genießen!

<u>Nährwertangaben:</u>414 Kalorien 6,6 g Fett 1,6 g Gesamtkohlenhydrate 5,4 g Protein

Zutaten für das Quinoa-Gericht:

1/2 Tassen Quinoa, trocken

2 EL Avocado- oder Kokosöl

2 Knoblauchzehen, zerdrückt

1/2 Tassen Mais, in Dosen oder verfestigt

3 riesige Paprikaschoten, gehackt

1/2 mittelgroße Jalapeño-Pfeffer, entkernt und gehackt 1 EL Kreuzkümmel

15-Unzen-Behälter dunkle Bohnen, gespült und aufgebraucht 1 Tasse Koriander, fein gehackt und aufgeteilt 1/2 Tasse Frühlingszwiebeln, fein gehackt und aufgeteilt 2 Tassen Tex-Mex-Cheddar, zerstört und getrennt 3/4 Tasse Kokosmilch aus der Dose

1/4 TL Salz

Richtungen:

1. Quinoa gemäß den Anweisungen des Bündels kochen und an einem sicheren Ort aufbewahren. Broiler auf 350 F Grad vorheizen.

2. Heizen Sie eine riesige Antihaftpfanne aus Ton bei mittlerer Hitze vor und schwenken Sie das Öl, um es zu bedecken. Fügen Sie Knoblauch hinzu und kochen Sie ihn 30 Sekunden lang, wobei Sie ihn gewöhnlich mischen. Dazu

gehören Mais, Paprika, Jalapenos und Kreuzkümmel. Mischen und ungestört 3 Minuten sautieren, erneut mischen und weitere 3 Minuten sautieren.

3. In eine große Rührschüssel neben gekochtem Quinoa, dunklen Bohnen, 3/4 Tasse Koriander, 1/4 Tasse Frühlingszwiebeln, 1/2 Tasse Cheddar, Kokosmilch und Salz geben. Gut mischen, in eine 8 x 11 Schüssel geben, mit 1/2 Tasse Cheddar bestreuen und 30 Minuten lang erhitzen.

4. Vom Broiler entfernen, mit 1/4 Tasse Koriander und 1/4 Tasse Frühlingszwiebeln bestreuen. Warm servieren

Clean Eating Eiersalat Portionen: 2

Kochzeit: 0 Minuten

Zutaten:

6 Eier aus Bio-Weidehaltung, hart gekocht

1 Avocado

¼ Tasse griechischer Joghurt

2 Esslöffel Olivenöl-Mayonnaise

1 Teelöffel frischer Dill

Meersalz nach Geschmack

Salat zum Servieren

Richtungen:

1. Die hartgekochten Eier und die Avocado zusammen pürieren.

2. Griechischen Joghurt, Olivenölmayonnaise und frischen Dill hinzufügen.

3. Mit Meersalz würzen. Auf einem Salatbett servieren.

Nährwertangaben:Gesamtkohlenhydrate: 18 g Ballaststoffe: 10 g Protein: 23 g Gesamtfett: 38 g Kalorien: 486

Chili-Portionen mit weißen Bohnen: 4

Kochzeit: 20 Minuten

Zutaten:

¼ Tasse natives Olivenöl extra

2 kleine Zwiebeln, in ¼-Zoll-Würfel geschnitten

2 Selleriestangen, in dünne Scheiben geschnitten

2 kleine Karotten, geschält und in dünne Scheiben geschnitten

2 Knoblauchzehen, gehackt

2 Teelöffel gemahlener Kreuzkümmel

1½ Teelöffel getrockneter Oregano

1 Teelöffel Salz

¼ Teelöffel frisch gemahlener schwarzer Pfeffer

3 Tassen Gemüsebrühe

1 (15½ Unzen) Dose weiße Bohnen, abgetropft und gespült ¼ fein gehackte frische glatte Petersilie

2 Teelöffel geriebene oder gehackte Zitronenschale

Richtungen:

1. Erhitzen Sie das Öl bei starker Hitze in einem Feuertopf.

2. Zwiebeln, Sellerie, Karotten und Knoblauch hinzugeben und 5 bis 8 Minuten dünsten, bis sie weich sind.

3. Fügen Sie Kreuzkümmel, Oregano, Salz und Pfeffer hinzu und braten Sie die Gewürze etwa 1 Minute lang an, um sie zu rösten.

4. Die Brühe aufsetzen und kochen.

5. Köcheln lassen, die Bohnen hinzugeben und halb zugedeckt und gelegentlich umrühren 5 Minuten kochen, um die Aromen zu entwickeln.

6. Petersilie und Zitronenschale untermischen und servieren.

Nährwertangaben:Kalorien 300 Gesamtfett: 15 g Gesamtkohlenhydrate: 32 g Zucker: 4 g Ballaststoffe: 12 g Protein: 12 g Natrium: 1183 mg

Zitrone-Thunfisch-Portionen: 4

Kochzeit: 18 Minuten

Zutaten:

4 Thunfischsteaks

1 Esslöffel Olivenöl

½ Teelöffel geräucherter Paprika

¼ Teelöffel schwarze Pfefferkörner, zerstoßen

Saft von 1 Zitrone

4 Frühlingszwiebeln, gehackt

1 EL Schnittlauch, gehackt

Richtungen:

1. Eine Pfanne mit dem Öl bei mittlerer Hitze erhitzen, die Frühlingszwiebeln dazugeben und 2 Minuten anbraten.

2. Fügen Sie die Thunfischsteaks hinzu und braten Sie sie 2 Minuten lang auf jeder Seite an.

3. Fügen Sie die restlichen Zutaten hinzu, mischen Sie vorsichtig, stellen Sie die Pfanne in den Ofen und backen Sie sie 12 Minuten lang bei 360 Grad F.

4. Alles auf Teller verteilen und zum Mittagessen servieren.

<u>Nährwertangaben:</u>Kalorien 324, Fett 1, Ballaststoffe 2, Kohlenhydrate 17, Protein 22

Tilapia mit Spargel und Eichelkürbis Portionen: 4

Kochzeit: 30 Minuten

Zutaten:

2 Esslöffel natives Olivenöl extra

1 mittelgroßer Eichelkürbis, entkernt und in dünne Scheiben geschnitten oder in Keile 1 Pfund Spargel, von holzigen Enden befreit und in 2-Zoll-Stücke geschnitten

1 große Schalotte, in dünne Scheiben geschnitten

1 Pfund Tilapiafilets

½ Tasse Weißwein

1 Esslöffel gehackte frische glatte Petersilie 1 Teelöffel Salz

¼ Teelöffel frisch gemahlener schwarzer Pfeffer

Richtungen:

1. Heizen Sie den Ofen auf 400 ° F vor. Das Backblech mit dem Öl einfetten.

2. Kürbis, Spargel und Schalotte in einer Schicht auf dem Backblech verteilen. Braten Sie innerhalb von 8 bis 10 Minuten.

3. Setzen Sie den Tilapia ein und fügen Sie den Wein hinzu.

4. Mit Petersilie, Salz und Pfeffer bestreuen.

5. Braten Sie innerhalb von 15 Minuten. Herausnehmen, 5 Minuten ruhen lassen und servieren.

Nährwertangaben:Kalorien 246 Gesamtfett: 8 g Gesamtkohlenhydrate: 17 g Zucker: 2 g Ballaststoffe: 4 g Protein: 25 g Natrium: 639 mg

Bake Chicken Top-up mit Oliven, Tomaten und Basilikum

Portionen: 4

Kochzeit: 45 Minuten

Zutaten:

8 Hähnchenschenkel

Kleine italienische Tomaten

1 EL Schwarzer Pfeffer und Salz

1 EL Olivenöl

15 Basilikumblätter (groß)

Kleine schwarze Oliven

1-2 frische rote Chiliflocken

Richtungen:

1. Hähnchenteile mit allen Gewürzen & Olivenöl marinieren und einige Zeit ziehen lassen.

2. Hähnchenteile in einer umrandeten Pfanne anrichten und mit Tomaten, Basilikumblättern, Oliven und Chiliflocken bestreuen.

3. Backen Sie dieses Huhn in einem bereits vorgeheizten Ofen (bei 220 ° C) für 40

Protokoll.

4. Backen, bis das Huhn zart ist, Tomaten, Basilikum und Oliven gekocht sind.

5. Mit frischer Petersilie und Zitronenschale garnieren.

<u>Nährwertangaben:</u>Kalorien 304 Kohlenhydrate: 18 g Fett: 7 g Protein: 41 g

Ratatouille-Portionen: 8

Kochzeit: 25 Minuten

Zutaten:

1 Zucchini, mittelgroß & gewürfelt

3 EL. Natives Olivenöl extra

2 Paprika, gewürfelt

1 Gelber Kürbis, mittelgroß & gewürfelt

1 Zwiebel, groß & gewürfelt

28 Unzen. Ganze Tomaten, geschält

1 Aubergine, mittelgroß & gewürfelt mit Haut Salz & Pfeffer nach Bedarf

4 Thymianzweige, frisch

5 Knoblauchzehen, gehackt

Richtungen:

1. Erhitzen Sie zunächst eine große Bratpfanne bei mittlerer Hitze.

2. Sobald es heiß ist, das Öl, die Zwiebel und den Knoblauch dazugeben.

3. Sautieren Sie die Zwiebelmischung für 3 bis 5 Minuten oder bis sie weich ist.

4. Als nächstes Auberginen, Pfeffer, Thymian und Salz in die Pfanne geben. Gut mischen.

5. Jetzt weitere 5 Minuten garen oder bis die Aubergine weich wird.

6. Dann Zucchini, Paprika und Kürbis in die Pfanne geben und weitere 5 Minuten garen. Dann die Tomaten unterheben und gut vermischen.

7. Sobald alles hinzugefügt ist, gut umrühren, bis alles zusammenkommt. 15 Minuten köcheln lassen.

8. Überprüfen Sie abschließend, ob Gewürze vorhanden sind, und geben Sie bei Bedarf mehr Salz und Pfeffer hinzu.

9. Mit Petersilie und gemahlenem schwarzem Pfeffer garnieren.

Nährwertangaben:Kalorien: 103 kcal Proteine: 2 g Kohlenhydrate: 12 g Fett: 5 g

Hühnerfleischbällchensuppe Portionen: 4

Kochzeit: 30 Minuten

Zutaten:

2 Pfund Hähnchenbrust, ohne Haut, ohne Knochen und gehackt 2 Esslöffel Koriander, gehackt

2 Eier, verquirlt

1 Knoblauchzehe, gehackt

¼ Tasse Frühlingszwiebeln, gehackt

1 gelbe Zwiebel, gehackt

1 Karotte, in Scheiben geschnitten

1 Esslöffel Olivenöl

5 Tassen Hühnerbrühe

1 EL Petersilie, gehackt

Eine Prise Salz und schwarzer Pfeffer

Richtungen:

1. In einer Schüssel das Fleisch mit den Eiern und den anderen Zutaten außer dem Öl, der gelben Zwiebel, der Brühe und der Petersilie mischen, umrühren und aus dieser Mischung mittelgroße Fleischbällchen formen.

2. Einen Topf mit dem Öl bei mittlerer Hitze erhitzen, die gelbe Zwiebel und die Frikadellen dazugeben und 5 Minuten anbraten.

3. Die restlichen Zutaten hinzufügen, umrühren, zum Köcheln bringen und weitere 25 Minuten bei mittlerer Hitze kochen.

4. Die Suppe in Schalen füllen und servieren.

Nährwertangaben:Kalorien 200, Fett 2, Ballaststoffe 2, Kohlenhydrate 14, Protein 12

Kohl-Orangen-Salat mit Zitrus-Vinaigrette

Portionen: 8

Kochzeit: 0 Minuten

Zutaten:

1 Teelöffel Orangenschale, gerieben

2 EL Gemüsebrühe, natriumreduziert je 1 TL Apfelessig

4 Tassen Rotkohl, geraspelt

1 Teelöffel Zitronensaft

1 Fenchelknolle, in dünne Scheiben geschnitten

1 Teelöffel Balsamico-Essig

1 Teelöffel Himbeeressig

2 Esslöffel frischer Orangensaft

2 Orangen, geschält, in Stücke geschnitten

1 Esslöffel Honig

1/4 Teelöffel Salz

Frisch gemahlener Pfeffer

4 Teelöffel Olivenöl

Richtungen:

1. Zitronensaft, Orangenschale, Apfelessig, Salz und Pfeffer, Brühe, Öl, Honig, Orangensaft, Balsamico-Essig und Himbeere in eine Schüssel geben und verquirlen.

2. Orangen, Fenchel und Kohl extrahieren. Zum Überziehen werfen.

Nährwertangaben:Kalorien 70 Kohlenhydrate: 14 g Fett: 0 g Protein: 1 g

Tempeh und Wurzelgemüse-Auflauf Portionen: 4

Kochzeit: 30 Minuten

Zutaten:

1 Esslöffel natives Olivenöl extra

1 große Süßkartoffel, würfeln

2 Karotten, in dünne Scheiben geschnitten

1 Fenchelknolle, getrimmt und in ¼-Zoll-Würfel geschnitten 2 Teelöffel gehackter frischer Ingwer

1 Knoblauchzehe, gehackt

12 Unzen Tempeh, in ½-Zoll-Würfel geschnitten

½ Tasse Gemüsebrühe

1 Esslöffel glutenfreie Tamari- oder Sojasauce 2 Frühlingszwiebeln, in dünne Scheiben geschnitten

Richtungen:

1. Heizen Sie den Ofen auf 400 ° F vor. Ein Backblech mit dem Öl einfetten.

2. Ordnen Sie Süßkartoffel, Karotten, Fenchel, Ingwer und Knoblauch in einer Schicht auf dem Backblech an.

3. Backen, bis das Gemüse weich geworden ist, etwa 15 Minuten.

4. Fügen Sie Tempeh, Brühe und Tamari hinzu.

5. Nochmals backen, bis der Tempeh durchgewärmt und leicht gebräunt ist, 10 bis 15 Minuten.

6. Fügen Sie die Frühlingszwiebeln hinzu, mischen Sie gut und servieren Sie.

Nährwertangaben:Kalorien 276 Gesamtfett: 13 g Gesamtkohlenhydrate: 26 g Zucker: 5 g Ballaststoffe: 4 g Protein: 19 g Natrium: 397 mg

Grüne Suppe Portionen: 2

Kochzeit: 5 Minuten

Zutaten:

1 Tasse Wasser

1 Tasse Spinat, frisch & verpackt

½ von 1 Zitrone, geschält

1 Zucchini, klein & gehackt

2 EL. Petersilie, frisch & gehackt

1 Selleriestange, gehackt

Meersalz & schwarzer Pfeffer, nach Bedarf

½ von 1 Avocado, reif

¼ Tasse Basilikum

2 EL. Chia-Samen

1 Knoblauchzehe, gehackt

Richtungen:

1. Um diese einfache pürierte Suppe zuzubereiten, geben Sie alle Zutaten in einen Hochgeschwindigkeitsmixer und mixen Sie sie 3 Minuten lang oder bis sie glatt sind.

2. Als nächstes können Sie es kalt servieren oder einige Minuten bei schwacher Hitze erwärmen.

Nährwertangaben:Kalorien: 250 kcal Proteine: 6,9 g Kohlenhydrate: 18,4 g Fett: 18,1 g

Zutaten Peperoni-Pizzabrot:

1 Portion (1 Pfund) verfestigte Brotmischung, aufgetaut 2 riesige Eier, isoliert

1 Esslöffel gemahlener Parmesan-Cheddar

1 Esslöffel Olivenöl

1 Teelöffel gehackte knackige Petersilie

1 Teelöffel getrockneter Oregano

1/2 Teelöffel Knoblauchpulver

1/4 Teelöffel Pfeffer

8 Unzen geschnittene Peperoni

2 Tassen zerstörter teilentrahmter Mozzarella-Cheddar 1 Dose (4 Unzen) Pilzstiele und -stücke, aufgebraucht 1/4 bis 1/2 Tasse gepökelte Paprikaringe

1 mittelgroße grüne Paprika, gewürfelt

1 Dose (2-1/4 Unzen) fertig geschnittene Oliven

1 Dose (15 Unzen) Pizzasauce

Richtungen:

1. Ofen auf 350° vorheizen. Auf einem geschmierten Vorbereitungsblatt den Teig zu einem 15 x 10-Zoll ausrollen. quadratische Form. In einer kleinen Schüssel Eigelb, Parmesan-Cheddar, Öl, Petersilie, Oregano, Knoblauchpulver und Pfeffer vermischen. Die Mischung damit bepinseln.

2. Mit Peperoni, Mozzarella-Cheddar, Champignons, Paprikaringen, grünem Paprika und Oliven bestreuen. Bewegen Sie sich nach oben, Jam-Move-Stil, beginnend mit einer langen Seite; Quetschfalte zum Versiegeln und Falten der Enden darunter.

3. Positionieren Sie den Teil mit der gefalteten Seite nach unten; mit Eiweiß bestreichen.

Versuchen Sie, nicht aufgehen zu lassen. 35-40 Minuten zubereiten, bis die Mischung glänzend dunkel gefärbt und durchgekocht ist. Pizzasauce erwärmen; vorhanden mit geschnittenem Teil.

4. Wahlweise einfrieren: Gekühlte ungeschnittene Pizzaportion in kompromissloser Folie einfrieren. Zur Verwendung 30 Minuten vor dem Aufwärmen aus dem Kühler nehmen. Aus der Dose ausstoßen und eine Portion auf einem geschmierten Vorbereitungsblech in einem auf 325° vorgeheizten Grill erhitzen, bis sie durchgewärmt ist. Abgestimmt ausfüllen.

Rüben Gazpacho Portionen: 4

Kochzeit: 10 Minuten

Zutaten:

1× 20oz. Dose Great Northern Beans, gespült und abgetropft ¼ TL.
Koscheres Salz

1 Esslöffel. Natives Olivenöl extra

½ TL. Knoblauch, frisch und gehackt

1× 6oz. Beutel Pink Lachsflocken

2 EL. Zitronensaft, frisch gepresst

4 Frühlingszwiebeln, in dünne Scheiben geschnitten

½ TL. Gemahlener schwarzer Pfeffer

½ TL. Zitronenschale abgerieben

¼ Tasse glatte Petersilie, frisch und gehackt

Richtungen:

1. Zuerst Zitronenschale, Olivenöl, Zitronensaft, schwarzen Pfeffer und
Knoblauch in eine mittelgroße Rührschüssel geben und mit einem
Schneebesen vermischen.

2. Kombinieren Sie Bohnen, Zwiebeln, Lachs und Petersilie in einer anderen mittelgroßen Schüssel und werfen Sie sie gut durch.

3. Dann das Zitronensaft-Dressing über die Bohnenmischung geben.

Gut mischen, bis das Dressing die Bohnenmischung bedeckt.

4. Servieren und genießen.

Nährwertangaben:Kalorien 131 kcal Proteine: 1,9 g Kohlenhydrate: 14,8 g Fett: 8,5 g

Gebackene Butternut-Kürbis-Rigatoni Zutaten:

1 riesiger Butternusskürbis

3 Knoblauchzehen

2 EL. Olivenöl

1 Pfund Rigatoni

1/2 c. kräftige Creme

3 c. Fontina zerstört

2 EL. geschnittener knackiger Salbei

1 Esslöffel. Salz

1 Teelöffel. natürlich gemahlener Pfeffer

1 c. Panko Brotkrumen

Richtungen:

1. Grill auf 425 Grad F vorheizen. In der Zwischenzeit in einer großen Schüssel Kürbis, Knoblauch und Olivenöl werfen, um ihn zu bedecken. Auf ein riesiges, umrandetes Backblech und eine Schüssel geben, bis sie zart sind, etwa 60 Minuten.

Bewegen Sie den Behälter auf ein Gitter und lassen Sie ihn etwas abkühlen, etwa 10

Protokoll. Verringern Sie den Herd auf 350 Grad F.

2. In der Zwischenzeit einen großen Topf mit Salzwasser bis zum Sieden erhitzen und Rigatoni nach Bündellage garen. Kanalisieren und an einem sicheren Ort aufbewahren.

3. Mit einem Mixer oder einer Püriermaschine pürieren Sie den Kürbis mit reichlich Sahne, bis er glatt ist.

4. In einer großen Schüssel Kürbispüree ohne Rigatoni, 2 Tassen Fontina, Savvy, Salz und Pfeffer werfen. Bürsten Sie den Boden und die Seiten einer 9 x 13 Zoll großen Zubereitungsform mit Olivenöl. Bewegen Sie die Rigatoni-Kürbis-Mischung auf den Teller.

5. Restliche Fontina und Panko in einer kleinen Schüssel vermengen. Über die Nudeln streuen und erhitzen, bis sie brillant dunkler sind, 20 bis 25 Minuten.

Capellini-Suppe mit Tofu und Garnelen

Portionen: 8

Kochzeit: 20 Min

Zutaten:

4 Tassen Pak Choi, in Scheiben geschnitten

1/4-Pfund-Garnelen, geschält, entdarmt

1 Block fester Tofu, in Quadrate geschnitten

1 Dose geschnittene Wasserkastanien, abgetropft

1 Bund Frühlingszwiebeln, in Scheiben geschnitten

2 Tassen natriumreduzierte Hühnerbrühe

2 Teelöffel Sojasauce, natriumreduziert

2 Tassen Capellini

2 Teelöffel Sesamöl

Frisch gemahlener weißer Pfeffer

1 Teelöffel Reisweinessig

Richtungen:

1. Gießen Sie die Brühe bei mittlerer Hitze in einen Topf. Zum Kochen bringen. Garnelen, Pak Choi, Öl und Sauce hinzufügen. Aufkochen lassen und die Hitze auf niedrig stellen. 5 Minuten köcheln lassen.

2. Fügen Sie Wasserkastanien, Pfeffer, Essig, Tofu, Capellini und Frühlingszwiebeln hinzu. 5 Minuten kochen lassen oder bis die Capellini kaum weich sind.

Heiß servieren.

Nährwertangaben:Kalorien 205 Kohlenhydrate: 20 g Fett: 9 g Protein: 9 g

Zitronenbutter-Garnelenreis Portionen: 3

Kochzeit: 10 Minuten

Zutaten:

¼ Tasse gekochter Wildreis

½ TL. Butter, zerlassen

¼ TL. Olivenöl

1 Tasse rohe Garnelen, geschält, entdarmt, abgetropft ¼ Tasse gefrorene Erbsen, aufgetaut, gespült, abgetropft

1 Esslöffel. Zitronensaft, frisch gepresst

1 Esslöffel. Schnittlauch, gehackt

Prise Meersalz nach Geschmack

Richtungen:

1. Gießen Sie ¼ TL. Butter und Öl in den Wok bei mittlerer Hitze geben. Garnelen und Erbsen dazugeben. Braten, bis die Garnelen korallenrosa sind, etwa 5 bis 7

Protokoll.

2. Wildreis dazugeben und gut erhitzen – mit Salz und Butter würzen.

3. Auf einen Teller übertragen. Schnittlauch und Zitronensaft darüber streuen.

Dienen.

<u>Nährwertangaben:</u>Kalorien 510 Kohlenhydrate: 0 g Fett: 0 g Protein: 0 g

Garnelen-Limetten-Auflauf mit Zucchini und Mais Portionen: 4

Kochzeit: 20 Minuten

Zutaten:

1 Esslöffel natives Olivenöl extra

2 kleine Zucchini, in ¼-Zoll-Würfel schneiden

1 Tasse gefrorene Maiskörner

2 Frühlingszwiebeln, in dünne Scheiben geschnitten

1 Teelöffel Salz

½ Teelöffel gemahlener Kreuzkümmel

½ Teelöffel Chipotle-Chilipulver

1 Pfund geschälte Garnelen, falls nötig aufgetaut

1 Esslöffel fein gehackter frischer Koriander

Schale und Saft von 1 Limette

Richtungen:

1. Heizen Sie den Ofen auf 400 ° F vor. Das Backblech mit dem Öl einfetten.

2. Auf dem Backblech Zucchini, Mais, Frühlingszwiebeln, Salz, Kreuzkümmel und Chilipulver mischen und gut vermischen. In einer Ebene anordnen. ·

3. Garnelen darüber geben. Braten Sie innerhalb von 15 bis 20 Minuten.

4. Koriander und Limettenschale und -saft hinzugeben, umrühren und servieren.

Nährwertangaben:Kalorien 184 Gesamtfett: 5 g Gesamtkohlenhydrate: 11 g Zucker: 3 g Ballaststoffe: 2 g Protein: 26 g Natrium: 846 mg

Blumenkohlsuppe Portionen: 10

Kochzeit: 10 Minuten

Zutaten:

¾ Tasse Wasser

2 Teelöffel Olivenöl

1 Zwiebel, gewürfelt

1 Blumenkohlkopf, nur die Röschen

1 Dose vollfette Kokosmilch

1 Teelöffel Kurkuma

1 Teelöffel Ingwer

1 Teelöffel roher Honig

Richtungen:

1. Alle Zutaten in einen großen Suppentopf geben und etwa 10 kochen lassen

Protokoll.

2. Verwenden Sie einen Pürierstab, um die Suppe zu mixen und glatt zu machen.

Dienen.

<u>Nährwertangaben:</u>Gesamtkohlenhydrate 7 g Ballaststoffe: 2 g
Nettokohlenhydrate: Protein: 2 g Gesamtfett: 11 g Kalorien: 129

Süßkartoffel-Burger mit schwarzen Bohnen

Portionen: 6

Kochzeit: 10 Minuten

Zutaten:

1/2 Jalapeno, entkernt und gewürfelt

1/2 Tasse Quinoa

6 Vollkorn-Hamburgerbrötchen

1 Dose schwarze Bohnen, abgespült und abgetropft

Olivenöl/Kokosöl, zum Kochen

1 Süßkartoffel

1/2 Tasse rote Zwiebel, gewürfelt

4 Esslöffel glutenfreies Hafermehl

2 Knoblauchzehen, gehackt

2 Teelöffel würziges Cajun-Gewürz

1/2 Tasse Koriander, gehackt

1 Teelöffel Kreuzkümmel

Sprossen

Salz, nach Geschmack

Pfeffer, nach Geschmack

Für die Creme:

2 Esslöffel Koriander, gehackt

1/2 reife Avocado, gewürfelt

4 Esslöffel fettarme saure Sahne/Griechischer Naturjoghurt 1 Teelöffel Limettensaft

Richtungen:

1. Quinoa unter fließendem kaltem Wasser abspülen. Eine Tasse Wasser in einen Topf geben und erhitzen. Quinoa hinzugeben und zum Kochen bringen.

2. Zugedeckt bei schwacher Hitze köcheln lassen, bis das gesamte Wasser aufgesogen ist, etwa 15 Minuten lang.

3. Herd ausschalten und Quinoa mit einer Gabel auflockern. Quinoa dann in eine Schüssel umfüllen und 5-10 Minuten abkühlen lassen.

4. Kartoffel mit einer Gabel einstechen und dann für ein paar Minuten in die Mikrowelle stellen, bis sie gründlich gekocht und weich ist. Nach dem Garen die Kartoffel schälen und abkühlen lassen.

5. Gekochte Kartoffeln zusammen mit 1 Dose schwarzen Bohnen, ½ Tasse gehacktem Koriander, 2 Teelöffeln Cajun-Gewürz, ½ Tasse in eine Küchenmaschine geben

Tasse gewürfelte Zwiebel, 1 Teelöffel Kreuzkümmel und 2 gehackte Knoblauchzehen.

Pulsieren, bis Sie eine glatte Mischung erhalten. Übertragen Sie es in eine Schüssel und fügen Sie gekochte Quinoa hinzu.

6. Hafermehl/Haferkleie hinzufügen. Gut vermischen und zu 6 Patties formen. Die Patties auf ein Backblech legen und für etwa eine halbe Stunde in den Kühlschrank stellen.

7. Alle Crema-Zutaten in eine Küchenmaschine geben. Pulsieren, bis es glatt ist. Mit Salz abschmecken und kalt stellen.

8. Eine Bratpfanne mit Öl einfetten und bei mittlerer Hitze erhitzen.

Braten Sie jede Seite der Pastetchen, bis sie hellgolden ist, nur für 3-4 Minuten.

Mit Crema, Sprossen, Brötchen und einem Ihrer Lieblings-Toppings servieren.

Nährwertangaben:206 Kalorien 6 g Fett 33,9 g Gesamtkohlenhydrate 7,9 g Protein

Kokosnuss-Pilzsuppe Portionen: 3

Kochzeit: 10 Minuten

Zutaten:

1 Esslöffel Kokosöl

1 Esslöffel gemahlener Ingwer

1 Tasse Cremini-Pilze, gehackt

½ Teelöffel Kurkuma

2 ½ Tassen Wasser

½ Tasse Kokosmilch aus der Dose

Meersalz nach Geschmack

Richtungen:

1. Erhitze das Kokosöl bei mittlerer Hitze in einem großen Topf und gib die Pilze hinzu. 3-4 Minuten kochen.

2. Legen Sie die restlichen Befestigungen und kochen Sie. 5 Minuten köcheln lassen.

3. Auf drei Suppentassen verteilen und genießen!

<u>Nährwertangaben:</u>Gesamtkohlenhydrate: 4 g Ballaststoffe: 1 g Protein: 2 g

Gesamtfett: 14 g Kalorien: 143

Winterlicher Obstsalat Portionen: 6

Kochzeit: 0 Minuten

Zutaten:

4 gekochte Süßkartoffeln, gewürfelt (1-Zoll-Würfel) 3 Birnen, gewürfelt (1-Zoll-Würfel)

1 Tasse Trauben, halbiert

1 Apfel, gewürfelt

½ Tasse Pekannusshälften

2 Esslöffel Olivenöl

1 Esslöffel Rotweinessig

2 Esslöffel roher Honig

Richtungen:

1. Mischen Sie das Olivenöl, den Rotweinessig und dann den rohen Honig für das Dressing und stellen Sie es beiseite.

2. Kombinieren Sie die gehackten Früchte, die Süßkartoffel und die Pekannusshälften und teilen Sie diese auf sechs Servierschüsseln auf. Jede Schüssel mit dem Dressing beträufeln.

Nährwertangaben:Gesamtkohlenhydrate: 40 g Ballaststoffe: 6 g Protein: 3 g
Gesamtfett: 11 g Kalorien: 251

In Honig gebratene Hähnchenschenkel mit Karotten Portionen: 4

Kochzeit: 50 Minuten

Zutaten:

2 Esslöffel ungesalzene Butter, bei Raumtemperatur 3 große Karotten, in dünne Scheiben geschnitten

2 Knoblauchzehen, gehackt

4 Hähnchenschenkel mit Knochen und Haut

1 Teelöffel Salz

½ Teelöffel getrockneter Rosmarin

¼ Teelöffel frisch gemahlener schwarzer Pfeffer

2 Esslöffel Honig

1 Tasse Hühnerbrühe oder Gemüsebrühe

Zitronenspalten zum Servieren

Richtungen:

1. Heizen Sie den Ofen auf 400 ° F vor. Das Backblech mit der Butter einfetten.

2. Ordnen Sie die Karotten und den Knoblauch in einer Schicht auf dem Backblech an.

3. Das Hähnchen mit der Hautseite nach oben auf das Gemüse legen und mit Salz, Rosmarin und Pfeffer würzen.

4. Geben Sie den Honig darauf und fügen Sie die Brühe hinzu.

5. Braten Sie innerhalb von 40 bis 45 Minuten. Herausnehmen, dann 5 ruhen lassen

Minuten anbraten und mit Zitronenschnitzen servieren.

Nährwertangaben:Kalorien 428 Gesamtfett: 28 g Gesamtkohlenhydrate: 15 g Zucker: 11 g Ballaststoffe: 2 g Protein: 30 g Natrium: 732 mg

Puten-Chili Portionen: 8

Kochzeit: 4 Stunden und 10 Minuten

Zutaten:

1 Pfund Putenhackfleisch, vorzugsweise zu 99 % mager

2 Dosen rote Kidneybohnen, gespült und abgetropft (jeweils 15 oz) 1 rote Paprika, gehackt

2 Dosen Tomatensauce (jeweils 15 oz)

1 Glas fein geschnittene, gezähmte Jalapenopfeffer, abgetropft (16 oz) 2 Dosen zierliche Tomaten, gewürfelt (je 15 oz) 1 Esslöffel Kreuzkümmel

1 gelbe Paprika, grob gehackt

2 Dosen schwarze Bohnen, vorzugsweise gespült und abgetropft (jeweils 15 oz) 1 Tasse Mais, gefroren

2 Esslöffel Chilipulver

1 Esslöffel Olivenöl

Schwarzer Pfeffer und Salz nach Geschmack

1 mittelgroße Zwiebel, gewürfelt

Frühlingszwiebeln, Avocado, geriebener Käse, griechischer Joghurt/saure Sahne, oben drauf, optional

Richtungen:

1. Das Öl in einer großen Pfanne erhitzen, bis es heiß ist. Wenn Sie fertig sind, legen Sie den Truthahn vorsichtig in die heiße Pfanne und kochen Sie, bis er braun wird. Gießen Sie den Truthahn in den Boden Ihres Slow Cookers, vorzugsweise 6 Liter.

2. Jalapeños, Mais, Paprika, Zwiebel, Tomatenwürfel, Tomatensauce, Bohnen, Kreuzkümmel und Chilipulver hinzufügen. Mischen, dann Pfeffer und Salz abschmecken.

3. Abdecken und 6 Stunden bei schwacher Hitze oder 4 Stunden bei starker Hitze garen.

Mit den optionalen Toppings servieren und genießen.

Nährwertangaben:kcal 455 Fett: 9 g Ballaststoffe: 19 g Protein: 38 g

Linsensuppe mit Gewürzen Portionen: 5

Kochzeit: 25 Minuten

Zutaten:

1 Tasse gelbe Zwiebel (in Würfel geschnitten)

1 Tasse Karotte (in Würfel geschnitten)

1 Tasse Rüben

2 EL natives Olivenöl extra

2 EL Balsamico-Essig

4 Tassen Babyspinat

2 Tassen braune Linsen

¼ Tasse frische Petersilie

Richtungen:

1. Den Schnellkochtopf auf mittlerer Flamme vorheizen und Olivenöl und Gemüse hineingeben.

2. Nach 5 Minuten Brühe, Linsen und Salz in den Topf geben und 15 Minuten köcheln lassen.

3. Entfernen Sie den Deckel und fügen Sie Spinat und Essig hinzu.

4. Rühren Sie die Suppe 5 Minuten lang um und schalten Sie die Flamme aus.

5. Mit frischer Petersilie garnieren.

<u>Nährwertangaben:</u>Kalorien 96 Kohlenhydrate: 16 g Fett: 1 g Protein: 4 g

Garlicky Hähnchen und Gemüse Portionen: 4

Kochzeit: 45 Minuten

Zutaten:

2 Teelöffel natives Olivenöl extra

1 Lauch, nur der weiße Teil, in dünne Scheiben geschnitten

2 große Zucchini, in ¼-Zoll-Scheiben schneiden

4 Hähnchenbrüste mit Knochen und Haut

3 Knoblauchzehen, gehackt

1 Teelöffel Salz

1 Teelöffel getrockneter Oregano

¼ Teelöffel frisch gemahlener schwarzer Pfeffer

½ Tasse Weißwein

Saft von 1 Zitrone

Richtungen:

1. Heizen Sie den Ofen auf 400 ° F vor. Das Backblech mit dem Öl einfetten.

2. Lauch und Zucchini auf das Backblech legen.

3. Legen Sie das Huhn mit der Hautseite nach oben und bestreuen Sie es mit Knoblauch, Salz, Oregano und Pfeffer. Fügen Sie den Wein hinzu.

4. Innerhalb von 35 bis 40 Minuten rösten. Herausnehmen und 5 Minuten ruhen lassen.

5. Den Zitronensaft hinzugeben und servieren.

Nährwertangaben:Kalorien 315 Gesamtfett: 8 g Gesamtkohlenhydrate: 12 g Zucker: 4 g Ballaststoffe: 2 g Protein: 44 g Natrium: 685 mg

Räucherlachssalat Portionen: 4

Kochzeit: 20 Minuten

Zutaten:

2 Baby-Fenchelknollen, in dünne Scheiben geschnitten, einige Wedel zurückbehalten 1 Esslöffel gesalzene Baby-Kapern, abgespült, abgetropft ½ Tasse Naturjoghurt

2 Esslöffel Petersilie, gehackt

1 EL Zitronensaft, frisch gepresst

2 Esslöffel frischer Schnittlauch, gehackt

1 Esslöffel gehackter frischer Estragon

180 g geschnittener Räucherlachs, salzarm

½ rote Zwiebel, in dünne Scheiben geschnitten

1 Teelöffel Zitronenschale, fein abgerieben

½ Tasse französische grüne Linsen, gespült

60 g frischer Babyspinat

½ Avocado, in Scheiben geschnitten

Eine Prise Puderzucker

Richtungen:

1. Wasser in einen großen Topf mit Wasser geben und bei mäßiger Hitze kochen. Einmal kochen; die Linsen 20 Minuten lang kochen, bis sie weich sind; gut abtropfen lassen.

2. In der Zwischenzeit vorab eine Grillpfanne bei starker Hitze erhitzen.

Die Fenchelscheiben mit etwas Öl besprühen & garen, bis sie weich sind, für 2

Minuten pro Seite.

3. Schnittlauch, Petersilie, Joghurt, Estragon, Zitronenschale und Kapern in einer Küchenmaschine zu einer glatten Masse verarbeiten und anschließend mit Pfeffer abschmecken.

4. Zwiebel mit Zucker, Saft & einer Prise Salz in eine große Rührschüssel geben. Ein paar Minuten beiseite stellen und dann abtropfen lassen.

5. Kombinieren Sie die Linsen mit Zwiebel, Fenchel, Avocado und Spinat in einer großen Rührschüssel. Gleichmäßig auf die Teller verteilen und mit dem Fisch belegen. Mit den übrig gebliebenen Fenchelblättern und mehr frischer Petersilie bestreuen. Mit dem Green Goddess Dressing beträufeln. Genießen.

Nährwertangaben:kcal 368 Fett: 14 g Ballaststoffe: 8 g Protein: 20 g

Bohnen Shawarma Salat Portionen: 2

Kochzeit: 20 Minuten

Zutaten:

Für die Zubereitung von Salat

20 Pita-Chips

5 Unzen Frühlingssalat

10 Kirschtomaten

¾ Tasse frische Petersilie

¼ Tasse rote Zwiebel (hacken)

Für Kichererbsen

1 EL Olivenöl

1 Überschrift-EL Kreuzkümmel und Kurkuma

½ Kopf-EL Paprika- und Korianderpulver 1 Prise schwarzer Pfeffer

½ spärliches koscheres Salz

¼ EL Ingwer und Zimtpulver

Zur Dressing-Vorbereitung

3 Knoblauchzehen

1 EL getrockneter Bohrer

1 EL Limettensaft

Wasser

½ Tasse Hummus

Richtungen:

1. Stellen Sie einen Rost in den bereits vorgeheizten Ofen (204C).
Kichererbsen mit allen Gewürzen und Kräutern mischen.

2. Legen Sie eine dünne Schicht Kichererbsen auf das Backblech und backen
Sie es fast 20 Minuten lang. Backen, bis die Bohnen goldbraun sind.

3. Für die Zubereitung des Dressings alle Zutaten in einer Rührschüssel
mischen und pürieren. Fügen Sie Wasser nach und nach hinzu, um eine
angemessene Geschmeidigkeit zu erzielen.

4. Mischen Sie alle Kräuter und Gewürze für die Salatzubereitung.

5. Zum Servieren Pita-Chips und Bohnen in den Salat geben und etwas
Dressing darüber träufeln.

Nährwertangaben:Kalorien 173 Kohlenhydrate: 8 g Fett: 6 g Protein: 19 g

Gebratener Reis mit Ananas Portionen: 4

Kochzeit: 20 Minuten

Zutaten:

2 Karotten, geschält und geraspelt

2 Frühlingszwiebeln, in Scheiben geschnitten

3 Esslöffel Sojasauce

1/2 Tasse Schinken, gewürfelt

1 Esslöffel Sesamöl

2 Tassen Dosen-/frische Ananas, gewürfelt

1/2 Teelöffel Ingwerpulver

3 Tassen brauner Reis, gekocht

1/4 Teelöffel weißer Pfeffer

2 Esslöffel Olivenöl

1/2 Tasse gefrorene Erbsen

2 Knoblauchzehen, gehackt

1/2 Tasse gefrorener Mais

1 Zwiebel, gewürfelt

Richtungen:

1. Geben Sie 1 Esslöffel Sesamöl, 3 Esslöffel Sojasauce, 2 Prisen weißen Pfeffer und 1/2 Teelöffel Ingwerpulver in eine Schüssel. Gut mischen und beiseite stellen.

2. Öl in einer Pfanne erhitzen. Fügen Sie den Knoblauch zusammen mit der gewürfelten Zwiebel hinzu.

Unter häufigem Rühren etwa 3-4 Minuten köcheln lassen.

3. Fügen Sie 1/2 Tasse gefrorene Erbsen, geriebene Karotten und 1/2 Tasse gefrorenen Mais hinzu.

Rühren Sie, bis das Gemüse weich ist, nur für ein paar Minuten.

4. Rühren Sie die Sojasaucenmischung, 2 Tassen gewürfelte Ananas, ½ Tasse gehackten Schinken, 3 Tassen gekochten braunen Reis und geschnittene Frühlingszwiebeln ein.

Unter häufigem Rühren etwa 2-3 Minuten köcheln lassen. Dienen!

Nährwertangaben:252 Kalorien 12,8 g Fett 33 g Gesamtkohlenhydrate 3 g Protein

Linsensuppe Portionen: 2

Kochzeit: 30 Minuten

Zutaten:

2 Karotten, mittel und gewürfelt

2 EL. Zitronensaft, frisch

1 Esslöffel. Kurkumapulver

1/3 Tasse Linsen, gekocht

1 Esslöffel. Gehackte Mandeln

1 Stangensellerie, gewürfelt

1 Bund Petersilie, frisch gehackt

1 gelbe Zwiebel, groß und gehackt

Schwarzer Pfeffer, frisch gemahlen

1 Pastinake, mittel & gehackt

½ TL. Kreuzkümmelpulver

3 ½ Tassen Wasser

½ TL. Rosa Himalaya-Salz

4 Grünkohlblätter, grob gehackt

Richtungen:

1. Zuerst Karotten, Pastinaken, einen Esslöffel Wasser und Zwiebeln in einen mittelgroßen Topf bei mittlerer Hitze geben.

2. Kochen Sie die Gemüsemischung 5 Minuten lang unter gelegentlichem Rühren.

3. Als nächstes die Linsen und Gewürze unterrühren. Gut kombinieren.

4. Gießen Sie danach Wasser in den Topf und bringen Sie die Mischung zum Kochen.

5. Reduzieren Sie nun die Hitze auf niedrig und lassen Sie es für 20 köcheln

Protokoll.

6. Vom Herd nehmen und vom Herd nehmen. Grünkohl, Zitronensaft, Petersilie und Salz dazugeben.

7. Rühren Sie dann gut um, bis alles zusammenkommt.

8. Mit Mandeln bestreuen und heiß servieren.

Nährwertangaben:Kalorien: 242 kcal Proteine: 10 g Kohlenhydrate: 46 g Fett: 4 g

Köstliche Thunfischsalat-Portionen: 2

Kochzeit: 15 Minuten

Zutaten:

2 Dosen Thunfisch verpackt in Wasser (je 5 Unzen), abgetropft ¼ Tasse Mayonnaise

2 Esslöffel frischer Basilikum, gehackt

1 EL Zitronensaft, frisch gepresst

2 Esslöffel feuergeröstete rote Paprika, gehackt ¼ Tasse Kalamata oder gemischte Oliven, gehackt

2 große strauchgereifte Tomaten

1 Esslöffel Kapern

2 Esslöffel rote Zwiebel, gehackt

Pfeffer & Salz nach Geschmack

Richtungen:

1. Alle Zutaten (außer Tomaten) zusammen in eine große Rührschüssel geben; Rühren Sie die Zutaten gut um, bis sie sich gut verbunden haben.

Schneiden Sie die Tomaten in Sechstel und hebeln Sie sie dann vorsichtig auf. Schaufeln Sie die vorbereitete Thunfischsalatmischung in die Mitte; sofort servieren & genießen.

<u>Nährwertangaben:</u>kcal 405 Fett: 24 g Ballaststoffe: 3,2 g Protein: 37 g

Aioli mit Eiern Portionen: 12

Kochzeit: 0 Minuten

Zutaten:

2 Eigelb

1 Knoblauch, gerieben

2 EL. Wasser

½ Tasse natives Olivenöl extra

¼ Tasse Zitronensaft, frisch gepresst, entkernt ¼ TL. Meersalz

Prise Cayennepfefferpulver

Prise weißer Pfeffer nach Geschmack

Richtungen:

1. Knoblauch, Eigelb, Salz und Wasser in den Mixer geben; verarbeiten, bis glatt. Olivenöl in einem langsamen Strahl hineingeben, bis das Dressing emulgiert.

2. Fügen Sie die restlichen Zutaten hinzu. Geschmack; gegebenenfalls nachwürzen.

In einen luftdichten Behälter gießen; nach Bedarf verwenden.

Nährwertangaben:Kalorien 100 Kohlenhydrate: 1 g Fett: 11 g Protein: 0 g

Spaghetti-Nudeln mit Kräuter-Champignon-Sauce Zutaten:

200 Gramm/6,3 Unzen etwa eine große Portion einer Packung dünner Weizenspaghetti *

140 Gramm geputzte Champignons 12-15 Stück*

¼ Tasse Sahne

3 Tassen Milch

2 Esslöffel kochendes Olivenöl zusätzlich zu 2 Teelöffeln mehr Öl oder verflüssigter Margarine, um auf halbem Weg 1,5 Esslöffel Mehl hinzuzufügen

½ Tasse gespaltene Zwiebeln

¼ bis ½ Tasse knusprig gemahlener Parmesan-Cheddar

Ein paar Stückchen dunkler Pfeffer

Nach Geschmack salzen

2 Teelöffel getrockneter oder neuer Thymian *

Bündel Chiffonade neue Basilikumblätter

Richtungen:

1. Nudeln noch etwas fest kochen, wie auf dem Bündel angegeben.

2. Während die Nudeln kochen, sollten wir mit der Zubereitung der Sauce beginnen.

3. Erwärmen Sie die 3 Tassen Milch 3 Minuten lang in der Mikrowelle oder auf dem Herd, bis ein Eintopf entsteht.

4. Gleichzeitig 2 Esslöffel Öl in einem beschichteten Behälter auf mittlerer Höhe erhitzen und die geschnittenen Champignons garen. Kochen Sie für etwa 2

Protokoll.

5. Die Pilze geben von Anfang an etwas Wasser ab, dann verdunstet es auf Dauer und wird Stück für Stück frisch.

6. Jetzt das Feuer auf mittlere Stufe reduzieren, die Zwiebeln hinzufügen und 1 Minute kochen.

7. Fügen Sie jetzt 2 Teelöffel aufgeweichten Brotaufstrich hinzu und streuen Sie etwas Mehl darüber.

8. 20 Sekunden lang mischen.

9. Fügen Sie die warme Milch hinzu, die ständig gemischt wird, um eine glatte Sauce zu formen.

10. Wenn die Soße eindickt, dh zu einem Eintopf geht, schalten Sie das Feuer aus.

11. Fügen Sie derzeit ¼ Tasse gemahlenen Parmesan-Cheddar hinzu. Mischen, bis glatt. Für 30 Sekunden.

12. Fügen Sie jetzt Salz, Pfeffer und Thymian hinzu.

13. Probieren Sie es aus. Ändern Sie bei Bedarf das Aroma.

14. Zwischendurch sollten die Nudeln noch etwas fest gesprudelt sein.

15. Das warme Wasser in ein Sieb abseihen. Lassen Sie den Wasserhahn laufen und gießen Sie kaltes Wasser ein, um das Kochen zu stoppen, leiten Sie das gesamte Wasser um und schütten Sie es mit der Sauce.

16. Wenn Sie nicht sofort essen, mischen Sie die Nudeln nicht in der Sauce. Halten Sie die Nudeln getrennt, mit Öl bedeckt und gesichert.

17. Warm servieren und mit mehr Parmesan-Cheddar bestreuen.

Schätzen!

Brauner Reis und Shitake-Miso-Suppe mit Frühlingszwiebeln

Portionen: 4

Kochzeit: 45 Minuten

Zutaten:

2 Esslöffel Sesamöl

1 Tasse dünn geschnittene Shiitake-Pilzkappen

1 Knoblauchzehe, gehackt

1 (1½ Zoll) Stück frischer Ingwer, geschält und in Scheiben geschnitten 1 Tasse mittelkörniger brauner Reis

½ Teelöffel Salz

1 Esslöffel weißes Miso

2 Frühlingszwiebeln, in dünne Scheiben geschnitten

2 Esslöffel fein gehackter frischer Koriander**Richtungen:**

1. Erhitzen Sie das Öl bei mittlerer Hitze in einem großen Topf.

2. Pilze, Knoblauch und Ingwer dazugeben und ca. 5 Minuten anbraten, bis die Pilze weich werden.

3. Den Reis hinzugeben und umrühren, um ihn gleichmäßig mit dem Öl zu bestreichen. Fügen Sie 2 Tassen Wasser und Salz hinzu und kochen Sie.

4. Innerhalb von 30 bis 40 Minuten köcheln lassen. Verwenden Sie ein wenig Suppenbrühe, um das Miso weicher zu machen, und rühren Sie es dann in den Topf, bis es gut vermischt ist.

5. Frühlingszwiebeln und Koriander untermischen und servieren.

<u>Nährwertangaben:</u>Kalorien 265 Gesamtfett: 8 g Gesamtkohlenhydrate: 43 g Zucker: 2 g Ballaststoffe: 3 g Protein: 5 g Natrium: 456 mg

Gegrillte Meerforelle mit Knoblauch-Petersilien-Dressing

Portionen: 8

Kochzeit: 25 Minuten

Zutaten:

3 ½ Pfund Stück Forellenfilet, vorzugsweise Meerforelle, entgrätet, mit Haut

4 Knoblauchzehen, in dünne Scheiben geschnitten

2 Esslöffel Kapern, grob gehackt

½ Tasse glattblättrige Petersilienblätter, frisch

1 rote Chili, am besten lang; in dünne Scheiben geschnitten 2 Esslöffel Zitronensaft, frisch gepresste ½ Tasse Olivenöl

Zitronenspalten zum Servieren

Richtungen:

1. Die Forelle mit etwa 2 Esslöffel Öl bestreichen; Stellen Sie sicher, dass alle Seiten gut beschichtet sind. Heizen Sie Ihren Grill bei starker Hitze vor, am besten mit geschlossener Haube. Reduzieren Sie die Hitze auf mittel; Legen Sie die panierte Forelle auf die Grillplatte, am besten mit der Hautseite. Ein

paar Minuten kochen, bis sie teilweise gar sind und golden werden. Forelle vorsichtig wenden; bei geschlossener Haube 12 bis 15 Minuten garen, bis sie gar sind. Übertragen Sie das Filet auf eine große Servierplatte.

2. In der Zwischenzeit das übrig gebliebene Öl erhitzen; Knoblauch bei schwacher Hitze in einem kleinen Topf, bis er gerade durchgeheizt ist; Knoblauch beginnt seine Farbe zu ändern. Herausnehmen, dann Kapern, Zitronensaft, Chili unterrühren.

Die Forelle mit dem vorbereiteten Dressing beträufeln und anschließend mit den frischen Petersilienblättern bestreuen. Sofort mit frischen Zitronenspalten servieren, genießen.

Nährwertangaben:kcal 170 Fett: 30 g Ballaststoffe: 2 g Protein: 37 g

Wraps mit Curry aus Blumenkohl und Kichererbsen Zutaten:

1 Ingwer frisch

2 Knoblauchzehen

1 Dose Kichererbsen

1 rote Zwiebel

8 Unzen Blumenkohlröschen

1 Teelöffel Garam Masala

2 Esslöffel Pfeilwurzstärke

1 Zitrone

1 Packung Cilantro Fresh

1/4 Tasse veganer Joghurt

4 Wraps

3 Esslöffel Kokosraspeln

4 Unzen Babyspinat

1 Esslöffel Pflanzenöl

1 Teelöffel Salz und Pfeffer nach Geschmack

Richtungen:

1. Den Herd auf 205 °C vorheizen. 1 TL Ingwer schälen und fein hacken. Den Knoblauch hacken. Die Kichererbsen kanalisieren und waschen. Rote Zwiebel schälen und klein schneiden. Die Zitrone teilen.

2. Ein Heizblech mit 1 EL Pflanzenöl bestreichen. In einer riesigen Schüssel den gehackten Ingwer, Knoblauch, den Saft einer großen Portion Zitrone, Kichererbsen, geschnittene rote Zwiebel, Blumenkohlröschen, Garam Masala, Pfeilwurzstärke und 1/2 TL Salz vermischen. Bewegen Sie sich zum Vorbereitungsblech und essen Sie im Grill, bis der Blumenkohl zart und stellenweise sautiert ist, etwa 20 bis 25 Minuten.

3. Hacken Sie die Korianderblätter und zarten Stängel. In einer kleinen Schüssel Koriander, Joghurt, 1 EL Zitronensaft und etwas Salz und Pfeffer verquirlen.

4. Decken Sie die Hüllen mit Folie ab und stellen Sie sie in den Ofen, um sie etwa 3 bis 4 Minuten lang zu erwärmen.

5. Erhitzen Sie eine kleine beschichtete Pfanne bei mittlerer Hitze und fügen Sie die zerstörte Kokosnuss hinzu. Toast, das Gericht gewöhnlich schütteln, bis es zart gekocht ist, etwa 2 bis 3 Minuten.

6. Geben Sie den Babyspinat und das gekochte Gemüse zwischen die warmen Wraps. Die Blumenkohl-Kichererbsen-Wraps auf riesige Teller legen und mit der Koriandersauce beträufeln. Mit gerösteter Kokosnuss bestreuen

Buchweizennudelsuppe Portionen: 4

Kochzeit: 25 Minuten

Zutaten:

2 Tassen Bok Choy, gehackt

3 EL. Tamari

3 Bündel Buchweizennudeln

2 Tassen Edamame-Bohnen

7 Unzen. Shiitake-Pilze, gehackt

4 Tassen Wasser

1 Teelöffel. Geriebener Ingwer

Prise Salz

1 Knoblauchzehe, gerieben

Richtungen:

1. Geben Sie zuerst Wasser, Ingwer, Sojasauce und Knoblauch in einen mittelgroßen Topf bei mittlerer Hitze.

2. Die Ingwer-Sojasaucen-Mischung zum Kochen bringen und dann Edamame und Shiitake dazu rühren.

3. Weiter kochen für weitere 7 Minuten oder bis sie weich sind.

4. Als nächstes kochen Sie die Soba-Nudeln, indem Sie die Anweisungen in der Packung befolgen, bis sie gar sind. Gut waschen und abtropfen lassen.

5. Fügen Sie nun den Pak Choi zur Shiitake-Mischung hinzu und kochen Sie für eine weitere Minute oder bis der Pak Choi welk ist.

6. Zum Schluss die Soba-Nudeln auf die Servierschüsseln verteilen und mit der Pilzmischung garnieren.

Nährwertangaben:Kalorien: 234 kcal Proteine: 14,2 g Kohlenhydrate: 35,1 g Fett: 4 g

Einfache Lachssalat-Portionen: 1

Kochzeit: 0 Minuten

Zutaten:

1 Tasse Bio-Rucola

1 Dose Lachs aus Wildfang

½ einer Avocado, in Scheiben geschnitten

1 Esslöffel Olivenöl

1 Teelöffel Dijon-Senf

1 Teelöffel Meersalz

Richtungen:

1. Beginnen Sie damit, Olivenöl, Dijon-Senf und Meersalz in einer Rührschüssel zu verquirlen, um das Dressing herzustellen. Beiseite legen.

2. Stellen Sie den Salat mit dem Rucola als Basis zusammen und garnieren Sie ihn mit dem Lachs und der in Scheiben geschnittenen Avocado.

3. Mit dem Dressing beträufeln.

Nährwertangaben:Gesamtkohlenhydrate: 7 g Ballaststoffe: 5 g Protein: 48 g Gesamtfett: 37 g Kalorien: 553

Gemüsesuppe Portionen: 4

Kochzeit: 40 Minuten

Zutaten:

1 Esslöffel. Kokosnussöl

2 Tassen Grünkohl, gehackt

2 Selleriestangen, gewürfelt

½ von 15 oz. Dose Weiße Bohnen, abgetropft und gespült 1 Zwiebel, groß und gewürfelt

¼ TL. Schwarzer Pfeffer

1 Karotte, mittel und gewürfelt

2 Tassen Blumenkohl, in Röschen geschnitten

1 Teelöffel. Kurkuma, geerdet

1 Teelöffel. Meersalz

3 Knoblauchzehen, gehackt

6 Tassen Gemüsebrühe

Richtungen:

1. Erhitzen Sie zunächst Öl in einem großen Topf bei mittlerer bis niedriger Hitze.

2. Rühren Sie die Zwiebel in den Topf und braten Sie sie 5 Minuten lang oder bis sie weich ist.

3. Geben Sie die Karotte und den Sellerie in den Topf und kochen Sie weitere 4 Minuten oder bis das Gemüse weich ist.

4. Geben Sie nun Kurkuma, Knoblauch und Ingwer in die Mischung. Gut umrühren.

5. Kochen Sie die Gemüsemischung für 1 Minute oder bis sie duftet.

6. Gießen Sie dann die Gemüsebrühe zusammen mit Salz und Pfeffer auf und bringen Sie die Mischung zum Kochen.

7. Sobald es zu kochen beginnt, fügen Sie den Blumenkohl hinzu. Die Hitze reduzieren und die Gemüsemischung 13 bis 15 Minuten köcheln lassen oder bis der Blumenkohl weich ist.

8. Zum Schluss die Bohnen und den Grünkohl hinzugeben – innerhalb von 2 Minuten garen.

9. Heiß servieren.

Nährwertangaben:Kalorien 192 kcal Proteine: 12,6 g Kohlenhydrate: 24,6 g Fett: 6,4 g

Zitronen-Knoblauch-Garnelen Portionen: 4

Kochzeit: 15 Minuten

Zutaten:

1 und ¼ Pfund Garnelen, gekocht oder gedämpft

3 Esslöffel Knoblauch, gehackt

¼ Tasse Zitronensaft

2 Esslöffel Olivenöl

¼ Tasse Petersilie

Richtungen:

1. Nehmen Sie eine kleine Pfanne und stellen Sie sie auf mittlere Hitze, fügen Sie Knoblauch und Öl hinzu und braten Sie sie 1 Minute lang unter Rühren.

2. Petersilie, Zitronensaft hinzugeben und entsprechend mit Salz und Pfeffer würzen.

3. Garnelen in eine große Schüssel geben und die Mischung aus der Pfanne über die Garnelen geben.

4. Kühlen und servieren.

Nährwertangaben:Kalorien: 130 Fett: 3 g Kohlenhydrate: 2 g Protein: 22 g

Blt Frühlingsrollen Zutaten:

neuer Salat, zerrissene Stücke oder aufgeschlitzt

Avocadostücke, nach Belieben

SESAM-SOJA-DIP-SOSSE

1/4 Tasse Sojasauce

1/4 Tasse kaltes Wasser

1 Esslöffel Mayonnaise (nach Belieben, das macht den Tauchgang samtig)

1 Teelöffel neuer Limettensaft

1 Teelöffel Sesamöl

1 Teelöffel Sriracha-Sauce oder eine andere scharfe Sauce (nach Belieben)Richtungen:

1. mittelgroße Tomate (entkernt und 1/4" dick geschnitten) 2. Speckstücke, gekocht

3. neues Basilikum, Minze oder verschiedene Kräuter

4. Reispapier

Bruststück mit Blauschimmelkäse Portionen: 6

Kochzeit: 8 Std. 10 Minuten

Zutaten:

1 Tasse Wasser

1/2 EL Knoblauchpaste

1/4 Tasse Sojasauce

1 ½ Pfund Corned Beef Brisket

1/3 Teelöffel gemahlener Koriander

1/4 Teelöffel Gewürznelken, gemahlen

1 EL Olivenöl

1 Schalotte, gehackt

2 Unzen. Blauschimmelkäse, zerbröckelt

Kochspray

Richtungen:

1. Stellen Sie eine Pfanne bei mäßiger Hitze auf und fügen Sie Öl hinzu, um sie zu erhitzen.

2. Schalotten zugeben und umrühren und 5 Minuten kochen lassen.

3. Knoblauchpaste einrühren und 1 Minute kochen lassen.

4. Übertragen Sie es in den mit Kochspray eingefetteten Slow Cooker.

5. Das Bruststück in dieselbe Pfanne geben und von beiden Seiten goldbraun anbraten.

6. Geben Sie das Rindfleisch zusammen mit anderen Zutaten außer Käse in den Slow Cooker.

7. Setzen Sie den Deckel auf und kochen Sie 8 Stunden lang. bei schwacher Hitze.

8. Mit Käse garnieren und servieren.

Nährwertangaben:Kalorien 397, Protein 23,5 g, Fett 31,4 g, Kohlenhydrate 3,9 g, Ballaststoffe 0 g

Zutaten für kaltes Soba mit Miso-Dressing:

6 Unzen Buchweizen-Soba-Nudeln

1/2 Tassen zerstörte Karotten

1 Tasse erstarrte geschälte Edamame, aufgetaut 2 persische Gurken, geschnitten

1 Tasse gehackter Koriander

1/4 Tasse Sesamsamen

2 EL dunkler Sesam

Weißes Miso-Dressing (ergibt 2 Tassen)

2/3 Tasse weißer Misokleber

Saft von 2 mittelgroßen Zitronen

4 EL Reisessig

4 EL zusätzliches natives Olivenöl

4 EL gepresste Orange

2 EL frisch gemahlener Ingwer

2 EL Ahornsirup

Richtungen:

1. Kochen Sie Soba-Nudeln gemäß den Richtlinien in der Bündelung (achten Sie darauf, sie nicht zu lange zu kochen, sonst werden sie klebrig und bleiben zusammen). Gut kanalisieren und in eine riesige Schüssel geben. 2. Zerstörte Karotten, Edamame, Gurke, Koriander und Sesamsamen hinzufügen

3. Um den Verband herzustellen, verfestigen Sie alle Zutaten in einem Mixer. Mischen, bis glatt

4. Gießen Sie die gewünschte Portion Dressing über die Nudeln (wir haben ungefähr anderthalb Tassen verwendet)

Gebackene Büffel-Blumenkohlstücke Portionen: 2

Kochzeit: 35 Minuten

Zutaten:

¼ Tasse Wasser

¼ Tasse Bananenmehl

Eine Prise Salz und Pfeffer

1 mittelgroßer Blumenkohl, in mundgerechte Stücke geschnitten ½ Tasse scharfe Soße

2 EL Butter, geschmolzen

Blauschimmelkäse- oder Ranch-Dressing (optional)

Richtungen:

1. Heizen Sie Ihren Ofen auf 425 ° F vor. In der Zwischenzeit eine Backform mit Folie auslegen.

2. Mischen Sie Wasser, Mehl und eine Prise Salz und Pfeffer in einer großen Rührschüssel.

3. Gut mischen, bis alles gut vermischt ist.

4. Fügen Sie den Blumenkohl hinzu; werfen, um gründlich zu beschichten.

5. Übertragen Sie die Mischung auf die Backform. 15 Minuten backen, dabei einmal wenden.

6. Während des Backens die scharfe Soße und Butter in einer kleinen Schüssel mischen.

7. Gießen Sie die Sauce über den gebackenen Blumenkohl.

8. Den gebackenen Blumenkohl wieder in den Ofen geben und weitere 20 backen

Protokoll.

9. Auf Wunsch sofort mit einem Ranch-Dressing servieren.

Nährwertangaben:Kalorien: 168 kcal Fett: 5,6 g Protein: 8,4 g Kohlenhydrate: 23,8 g Ballaststoffe: 2,8 g

Knoblauch-Hähnchen-Auflauf mit Basilikum und Tomaten Portionen: 4

Kochzeit: 30 Minuten

Zutaten:

½ mittelgroße gelbe Zwiebel

2 EL Olivenöl

3 gehackte Knoblauchzehen

1 Tasse Basilikum (locker geschnitten)

1.lb Hühnerbrust ohne Knochen

14,5 Unzen italienische gehackte Tomaten

Salz Pfeffer

4 mittelgroße Zucchini (spiralisiert zu Nudeln) 1 EL zerstoßener roter Pfeffer

2 EL Olivenöl

Richtungen:

1. Schlagen Sie die Hühnchenstücke mit einer Pfanne zum schnellen Garen. Hähnchenstücke mit Salz, Pfeffer und Öl bestreuen und beide Seiten des Hähnchens gleichmäßig marinieren.

2. Hähnchenstücke in einer großen heißen Pfanne 2-3 Minuten auf jeder Seite braten.

3. Zwiebel in derselben Pfanne anbraten, bis sie braun ist. Fügen Sie Tomaten, Basilikumblätter und Knoblauch hinzu.

4. 3 Minuten köcheln lassen und alle Gewürze und Hühnchen in die Pfanne geben.

5. Servieren Sie es zusammen mit scharfen Zoodles auf dem Teller.

Nährwertangaben:Kalorien 44 Kohlenhydrate: 7 g Fett: 0 g Protein: 2 g

Cremige Kurkuma-Blumenkohlsuppe Portionen: 4

Kochzeit: 15 Minuten

Zutaten:

2 Esslöffel natives Olivenöl extra

1 Lauch, nur der weiße Teil, in dünne Scheiben geschnitten

3 Tassen Blumenkohlröschen

1 Knoblauchzehe, geschält

1 (1¼ Zoll) Stück frischer Ingwer, geschält und in Scheiben geschnitten 1½ Teelöffel Kurkuma

½ Teelöffel Salz

¼ Teelöffel frisch gemahlener schwarzer Pfeffer

¼ Teelöffel gemahlener Kreuzkümmel

3 Tassen Gemüsebrühe

1 Tasse Vollfett: Kokosmilch

¼ Tasse fein gehackter frischer Koriander

Richtungen:

1. Erhitzen Sie das Öl bei starker Hitze in einem großen Topf.

2. Den Lauch innerhalb von 3 bis 4 Minuten anbraten.

3. Blumenkohl, Knoblauch, Ingwer, Kurkuma, Salz, Pfeffer und Kreuzkümmel dazugeben und 1 bis 2 Minuten anbraten.

4. Die Brühe aufsetzen und kochen.

5. Innerhalb von 5 Minuten köcheln lassen.

6. Die Suppe mit einem Stabmixer pürieren, bis sie glatt ist.

7. Kokosmilch und Koriander einrühren, erhitzen und servieren.

Nährwertangaben:Kalorien 264 Gesamtfett: 23 g Gesamtkohlenhydrate: 12 g Zucker: 5 g Ballaststoffe: 4 g Protein: 7 g Natrium: 900 mg

Brauner Reis mit Pilzen, Grünkohl und Süßkartoffeln

Portionen: 4

Kochzeit: 50 Minuten

Zutaten:

¼ Tasse natives Olivenöl extra

4 Tassen grob gehackte Grünkohlblätter

2 Porree, nur weiße Teile, in dünne Scheiben geschnitten

1 Tasse geschnittene Pilze

2 Knoblauchzehen, gehackt

2 Tassen geschälte Süßkartoffeln, in ½-Zoll-Würfel geschnitten 1 Tasse brauner Reis

2 Tassen Gemüsebrühe

1 Teelöffel Salz

¼ Teelöffel frisch gemahlener schwarzer Pfeffer

¼ Tasse frisch gepresster Zitronensaft

2 Esslöffel fein gehackte frische glatte PetersilieRichtungen:

1. Erhitzen Sie das Öl bei starker Hitze.

2. Grünkohl, Lauch, Champignons und Knoblauch dazugeben und ca. 5 Minuten weich dünsten.

3. Süßkartoffeln und Reis dazugeben und ca. 3 Minuten anbraten.

4. Brühe, Salz und Pfeffer hinzugeben und aufkochen. Simmer innerhalb von 30 bis 40

Protokoll.

5. Zitronensaft und Petersilie untermischen und servieren.

Nährwertangaben:Kalorien 425 Fett: 15 g Kohlenhydrate insgesamt: 65 g Zucker: 6 g Ballaststoffe: 6 g Protein: 11 g Natrium: 1045 mg

Gebackenes Tilapia-Rezept mit Pekannuss-Rosmarin-Topping

Portionen: 4

Kochzeit: 20 Minuten

Zutaten:

4 Tilapiafilets (jeweils 4 Unzen)

½ Teelöffel brauner Zucker oder Kokospalmenzucker 2 Teelöffel frischer Rosmarin, gehackt

1/3 Tasse rohe Pekannüsse, gehackt

Eine Prise Cayennepfeffer

1 ½ Teelöffel Olivenöl

1 großes Eiweiß

1/8 Teelöffel Salz

1/3 Tasse Panko Paniermehl, vorzugsweise VollkornRichtungen:

1. Heizen Sie Ihren Ofen auf 350 F auf.

2. Pekannüsse mit Paniermehl, Kokospalmenzucker, Rosmarin, Cayennepfeffer und Salz in einer kleinen Auflaufform verrühren. Fügen Sie das Olivenöl hinzu; werfen.

3. Innerhalb von 7 bis 8 Minuten backen, bis die Mischung leicht goldbraun wird.

4. Stellen Sie die Hitze auf 400 F ein und beschichten Sie eine große Glasbackform mit etwas Kochspray.

5. Das Eiweiß in der flachen Schüssel verquirlen. Arbeiten Sie in Chargen; Tauchen Sie den Fisch (jeweils einen Tilapia) in das Eiweiß und bestreichen Sie ihn dann leicht mit der Pekannussmischung. Legen Sie die beschichteten Filets in die Auflaufform.

6. Drücken Sie die übrig gebliebene Pekannuss-Mischung über die Tilapia-Filets.

7. Innerhalb von 8 bis 10 Minuten backen. Sofort servieren und genießen.

Nährwertangaben:kcal 222 Fett: 10 g Ballaststoffe: 2 g Protein: 27 g

Black Bean Tortilla Wrap Portionen: 2

Kochzeit: 0 Minuten

Zutaten:

¼ Tasse Mais

1 Handvoll frisches Basilikum

½ Tasse Rucola

1 Esslöffel Nährhefe

¼ Tasse schwarze Bohnen aus der Dose

1 Pfirsich, in Scheiben geschnitten

1 Teelöffel Limettensaft

2 glutenfreie Tortillas

Richtungen:

1. Bohnen, Mais, Rucola und Pfirsiche auf die beiden Tortillas verteilen.

2. Jede Tortilla mit der Hälfte des frischen Basilikums und dem Limettensaft belegenNährwertangaben:Gesamtkohlenhydrate: 44 g Ballaststoffe: 7 g Protein: 8 g Gesamtfett: 1 g Kalorien: 203

Hähnchen mit weißen Bohnen und grünem Wintergemüse

Portionen: 8

Kochzeit: 45 Minuten

Zutaten:

4 Knoblauchzehen

1 EL Olivenöl

3 mittelgroße Pastinaken

1kg Kleine Hähnchenwürfel

1 Teelöffel Kreuzkümmelpulver

2 Lecks & 1 Grünteil

2 Karotten (in Würfel geschnitten)

1 ¼ weiße Kidneybohnen (über Nacht eingeweicht)

½ Teelöffel getrockneter Oregano

2 Teelöffel koscheres Salz

Korianderblättern

1 1/2 EL Gemahlene Ancho-Chilis

Richtungen:

1. Koche Knoblauch, Lauch, Hähnchen und Olivenöl in einem großen Topf bei mittlerer Flamme 5 Minuten lang.

2. Fügen Sie nun Karotten und Pastinaken hinzu und fügen Sie nach 2 Minuten Rühren alle Gewürzzutaten hinzu.

3. Rühren Sie, bis der Duft austritt.

4. Geben Sie nun Bohnen und 5 Tassen Wasser in den Topf.

5. Bringen Sie es zum Kochen und reduzieren Sie die Flamme.

6. Fast 30 Minuten köcheln lassen und mit Petersilie und Korianderblättern garnieren.

Nährwertangaben:Kalorien 263 Kohlenhydrate: 24 g Fett: 7 g Protein: 26 g

Gebackener Kräuterlachs Portionen: 2

Kochzeit: 15 Minuten

Zutaten:

10 Unzen. Lachsfilet

1 Teelöffel. Olivenöl

1 Teelöffel. Schatz

1 Teelöffel. Estragon, frisch

1/8 TL. Salz

2 TL. Dijon Senf

¼ TL. Thymian, getrocknet

¼ TL. Oregano, getrocknet

Richtungen:

1. Ofen auf 425 ° F vorheizen.

2. Danach alle Zutaten außer dem Lachs in einer mittelgroßen Schüssel mischen.

3. Diese Mischung nun gleichmäßig über den Lachs geben.

4. Legen Sie den Lachs dann mit der Hautseite nach unten auf das mit Backpapier ausgelegte Backblech.

5. Zum Schluss 8 Minuten backen oder bis der Fisch abblättert.

<u>Nährwertangaben:</u>Kalorien: 239 kcal Proteine: 31 g Kohlenhydrate: 3 g Fett: 11 g

Griechischer Joghurt-Hähnchen-Salat

Zutaten:

Gehacktes Hähnchen

Grüner Apfel

rote Zwiebel

Sellerie

Getrocknete Cranberries

Richtungen:

1. Hähnchen mit griechischem Joghurt und gemischtem Gemüse ist eine so außergewöhnliche Idee für die Zubereitung des Mittagessens. Sie können es in ein handwerkliches Gedrängel stellen und nur das essen, oder Sie können es in ein Super-Zubereitungsfach mit mehr Gemüse, Pommes und so weiter packen. Hier sind einige Servierempfehlungen.

2. Auf ein bisschen Toast

3. In einer Tortilla mit Salat

4. Mit Chips oder Saltines

5. In etwas Eisbergsalat (Low-Carb-Wahl!)

Gestampfter Kichererbsensalat

Zutaten:

1 Avocado

1/2 knackige Zitrone

1 Dose Kichererbsen aufgebraucht (19 oz)

1/4 Tasse geschnittene rote Zwiebel

2 Tassen Traubentomaten geschnitten

2 Tassen gewürfelte Gurke

1/2 Tasse knackige Petersilie

3/4 Tasse gewürfelter grüner Paprika

Dressing

1/4 Tasse Olivenöl

2 Esslöffel Rotweinessig

1/2 Teelöffel Kreuzkümmel

Salz und Pfeffer

Richtungen:

1. Avocado in 3D-Quadrate schneiden und in eine Schüssel geben. Drücken Sie den Saft von 1/2 Zitrone über die Avocado und mischen Sie sie vorsichtig, um sie zu festigen.

2. Fügen Sie die restliche Portion gemischter grüner Zutaten hinzu und schleudern Sie sie vorsichtig zusammen.

3. Kühlen Sie auf jeden Fall eine Stunde vor dem Servieren.

Portionen Valencia-Salat: 10

Kochzeit: 0 Minuten

Zutaten:

1 Teelöffel. Kalamata-Oliven in Öl, entkernt, leicht abgetropft, halbiert, in Julienne geschnitten

1 Kopf, kleiner Römersalat, gespült, trockengeschleudert, in mundgerechte Stücke geschnitten

½ Stück, kleine Schalotte, in Julienne geschnitten

1 Teelöffel. dijon Senf

½ kleine Satsuma oder Mandarine, nur Fruchtfleisch

1 Teelöffel. Weißweinessig

1 Teelöffel. Natives Olivenöl extra

1 Prise frischer Thymian, gehackt

Prise Meersalz

Prise schwarzer Pfeffer nach Geschmack

Richtungen:

1. Kombinieren Sie Essig, Öl, frischen Thymian, Salz, Senf, schwarzen Pfeffer und Honig, falls verwendet. Gut verquirlen, bis das Dressing ein wenig emulgiert.

2. Die restlichen Salatzutaten in einer Salatschüssel vermischen.

3. Vor dem Servieren das Dressing darüber träufeln. Sofort mit 1 Scheibe zuckerfreiem Sauerteigbrot oder Salz servieren.

Nährwertangaben:Kalorien 238 Kohlenhydrate: 23 g Fett: 15 g Protein: 8 g

„Eat Your Greens"-Suppenportionen: 4

Kochzeit: 20 Minuten

Zutaten:

¼ Tasse natives Olivenöl extra

2 Porree, nur weiße Teile, in dünne Scheiben geschnitten

1 Fenchelknolle, geputzt und in dünne Scheiben geschnitten

1 Knoblauchzehe, geschält

1 Bund Mangold, grob gehackt

4 Tassen grob gehackter Grünkohl

4 Tassen grob gehacktes Senfgrün

3 Tassen Gemüsebrühe

2 Esslöffel Apfelessig

1 Teelöffel Salz

¼ Teelöffel frisch gemahlener schwarzer Pfeffer

¼ Tasse gehackte Cashewnüsse (optional)

Richtungen:

1. Erhitzen Sie das Öl bei starker Hitze in einem großen Topf.

2. Lauch, Fenchel und Knoblauch dazugeben und ca. 5 Minuten dünsten, bis sie weich sind.

3. Mangold, Grünkohl und Senfgrün dazugeben und 2 bis 3 Minuten anbraten, bis das Grün zusammenfällt.

4. Die Brühe aufsetzen und kochen.

5. Innerhalb von 5 Minuten köcheln lassen.

6. Essig, Salz, Pfeffer und Cashewnüsse (falls verwendet) einrühren.

7. Die Suppe mit einem Pürierstab fein pürieren und servieren.

Nährwertangaben:Kalorien 238 Gesamtfett: 14 g Gesamtkohlenhydrate: 22 g Zucker: 4 g Ballaststoffe: 6 g Protein: 9 g Natrium: 1294 mg

Miso-Lachs und grüne Bohnen Portionen: 4

Kochzeit: 25 Minuten

Zutaten:

1 Esslöffel Sesamöl

1 Pfund grüne Bohnen, getrimmt

1 Pfund Lachsfilets mit Haut, in 4 Steaks geschnitten ¼ Tasse weißes Miso

2 Teelöffel glutenfreie Tamari- oder Sojasauce 2 Frühlingszwiebeln, in dünne Scheiben geschnitten

Richtungen:

1. Heizen Sie den Ofen auf 400 ° F vor. Das Backblech mit dem Öl einfetten.

2. Die grünen Bohnen und dann den Lachs auf die grünen Bohnen legen und jedes Stück mit dem Miso bestreichen.

3. Braten Sie innerhalb von 20 bis 25 Minuten.

4. Mit Tamari beträufeln, mit Frühlingszwiebeln bestreuen und servieren.

Nährwertangaben:Kalorien 213 Gesamtfett: 7 g Gesamtkohlenhydrate: 13 g Zucker: 3 g Ballaststoffe: 5 g Protein: 27 g Natrium: 989 mg

Lauch-, Hähnchen- und Spinatsuppe Portionen: 4

Kochzeit: 15 Minuten

Zutaten:

3 Esslöffel ungesalzene Butter

2 Porree, nur weiße Teile, in dünne Scheiben geschnitten

4 Tassen Babyspinat

4 Tassen Hühnerbrühe

1 Teelöffel Salz

¼ Teelöffel frisch gemahlener schwarzer Pfeffer

2 Tassen zerkleinertes Brathähnchen

1 Esslöffel dünn geschnittener frischer Schnittlauch

2 Teelöffel geriebene oder gehackte Zitronenschale

Richtungen:

1. Die Butter bei starker Hitze in einem großen Topf auflösen.

2. Fügen Sie den Lauch hinzu und braten Sie ihn an, bis er weich ist und anfängt zu bräunen, 3

bis 5 Minuten.

3. Spinat, Brühe, Salz und Pfeffer hinzugeben und aufkochen.

4. Innerhalb von 1 bis 2 Minuten köcheln lassen.

5. Legen Sie das Huhn hinein und garen Sie es innerhalb von 1 bis 2 Minuten.

6. Mit Schnittlauch und Zitronenschale bestreuen und servieren.

Nährwertangaben:Kalorien 256 Gesamtfett: 12 g Gesamtkohlenhydrate: 9 g Zucker: 3 g Ballaststoffe: 2 g Protein: 27 g Natrium: 1483 mg

Dark Choco Bombs Portionen: 24

Kochzeit: 5 Minuten

Zutaten:

1 Tasse Sahne

1 Tasse Frischkäse erweicht

1 Teelöffel Vanilleessenz

1/2 Tasse dunkle Schokolade

2 Unzen. Stevia

Richtungen:

1. Schokolade in einer Schüssel durch Erhitzen in der Mikrowelle schmelzen.

2. Die restlichen Zutaten in einem Mixer schaumig schlagen, dann die Schokoladenschmelze unterrühren.

3. Gut mischen, dann die Mischung auf ein mit Muffinförmchen ausgelegtes Muffinblech verteilen.

4. Kühlen Sie für 3 Stunden.

5. Servieren.

<u>Nährwertangaben:</u>Kalorien 97 Fett 5 g, Kohlenhydrate 1 g, Protein 1 g, Ballaststoffe 0 g

Italienische gefüllte Paprikaschoten Portionen: 6

Kochzeit: 40 Minuten

Zutaten:

1 Teelöffel Knoblauchpulver

1/2 Tasse Mozzarella, zerkleinert

1 Pfund mageres Hackfleisch

1/2 Tasse Parmesankäse

3 Paprika, längs halbiert, Stiele, Kerne und Rippen entfernt

1 (10 Unzen) Packung gefrorener Spinat

2 Tassen Marinara-Sauce

1/2 Teelöffel Salz

1 Teelöffel italienische Gewürze

Richtungen:

1. Ein mit Folie ausgelegtes Backblech mit Antihaftspray bestreichen. Legen Sie die Paprika auf die Backform.

2. Truthahn in eine beschichtete Pfanne geben und bei mittlerer Hitze garen, bis er nicht mehr rosa ist.

3. Wenn es fast gar ist, fügen Sie 2 Tassen Marinara-Sauce und Gewürze hinzu – Kochen Sie für etwa 8-10 Minuten.

4. Fügen Sie Spinat zusammen mit 1/2 Tasse Parmesankäse hinzu. Rühren, bis alles gut vermischt ist.

5. Geben Sie eine halbe Tasse der Fleischmischung in jede Paprika und teilen Sie den Käse auf alle – Heizen Sie den Ofen auf 450 F vor.

6. Paprika ca. 25-30 Minuten backen. Abkühlen und servieren.

Nährwertangaben:150 Kalorien 2 g Fett 11 g Gesamtkohlenhydrate 20 g Protein

Geräucherte Forelle im Salatmantel Portionen: 4

Kochzeit: 45 Minuten

Zutaten:

¼ Tasse Salzkartoffeln

1 Tasse Traubentomaten

½ Tasse Basilikumblätter

16 kleine und mittelgroße Salatblätter

1/3 Tasse asiatisches süßes Chili

2 Karotten

1/3 Tasse Schalotten (dünn geschnitten)

¼ Tasse dünne Scheiben Jalapenos

1 EL Zucker

2-4,5 Unzen geräucherte Forelle ohne Haut

2 EL frischer Limettensaft

1 Gurke

Richtungen:

1. Möhren und Gurken in schmale Streifen schneiden.

2. Marinieren Sie dieses Gemüse 20 Minuten lang mit Zucker, Fischsauce, Limettensaft, Schalotten und Jalapenos.

3. Forellenstücke und andere Kräuter in diese Gemüsemischung geben und pürieren.

4. Wasser aus der Gemüse- und Forellenmischung abseihen und zum Mischen erneut schwenken.

5. Salatblätter auf einen Teller legen und Forellensalat darauf anrichten.

6. Garnieren Sie diesen Salat mit Erdnüssen und Chilisauce.

Nährwertangaben:Kalorien 180 Kohlenhydrate: 0 g Fett: 12 g Protein: 18 g

Zutaten für den teuflischen Eiersalat:

12 riesige Eier

1/4 Tasse geschnittene Frühlingszwiebel

1/2 Tasse geschnittener Sellerie

1/2 Tasse geschnittener roter Chime-Pfeffer

2 Esslöffel Dijon-Senf

1/3 Tasse Mayonnaise

1 Esslöffel Saft, Weißwein oder Sherryessig 1/4 Teelöffel Tabasco oder andere scharfe Sauce (ziemlich nach Geschmack) 1/2 Teelöffel Paprika (ziemlich nach Geschmack) 1/2 Teelöffel dunkler Pfeffer (ziemlich nach Geschmack) 1/4 Teelöffel Salz (mehr nach Geschmack)

Richtungen:

1. Eier hart erhitzen: Die einfachste Methode, um hart gesprudelte Eier zu machen, die alles andere als schwierig zu schälen sind, ist das Dämpfen.

Füllen Sie eine Pfanne mit 1 Zoll Wasser und fügen Sie einen Dampfgarer hinzu. (Wenn Sie keinen Dampfgarer haben, ist das in Ordnung.) 2. Erhitzen Sie das Wasser bis zum Sieden, legen Sie die Eier vorsichtig in den Dampfgarer oder direkt in die Pfanne. Breiten Sie den Topf aus. Stellen Sie

Ihre Uhr auf 15 Minuten ein. Evakuieren Sie die Eier und legen Sie sie zum Abkühlen in kaltes Viruswasser.

3. Eier und Gemüse zubereiten: Die Eier grob hacken und in eine große Schüssel geben. Fügen Sie die Frühlingszwiebel, den Sellerie und den roten Glockenpfeffer hinzu.

4. Bereiten Sie den Teller mit gemischtem Gemüse zu: Mischen Sie in einer kleinen Schüssel Mayo, Senf, Essig und Tabasco. Das Mayo-Dressing vorsichtig in die Schüssel mit den Eiern und dem Gemüse mischen. Fügen Sie das Paprikapulver und Salz und dunklen Pfeffer hinzu. Gewürze nach Geschmack ändern.

Gebackenes Huhn mit Sesam-Tamari und grünen Bohnen

Portionen: 4

Kochzeit: 45 Minuten

Zutaten:

1 Pfund grüne Bohnen, getrimmt

4 Hähnchenbrüste mit Knochen und Haut

2 Esslöffel Honig

1 Esslöffel Sesamöl

1 Esslöffel glutenfreie Tamari- oder Sojasauce 1 Tasse Hühner- oder Gemüsebrühe

Richtungen:

1. Heizen Sie den Ofen auf 400 ° F vor.

2. Ordnen Sie die grünen Bohnen auf einem großen Backblech mit Rand an.

3. Legen Sie das Huhn mit der Hautseite nach oben auf die Bohnen.

4. Mit Honig, Öl und Tamari beträufeln. Fügen Sie die Brühe hinzu.

5. Braten Sie innerhalb von 35 bis 40 Minuten. Herausnehmen, 5 Minuten ruhen lassen und servieren.

Nährwertangaben:Kalorien 378 Gesamtfett: 10 g Gesamtkohlenhydrate: 19 g Zucker: 10 g Ballaststoffe: 4 g Protein: 54 g Natrium: 336 mg

Ingwer-Hähnchen-Eintopf Portionen: 6

Kochzeit: 20 Minuten

Zutaten:

¼ Tasse Hähnchenschenkelfilet, gewürfelt

¼ Tasse gekochte Eiernudeln

1 unreife Papaya, geschält, gewürfelt

1 Tasse Hühnerbrühe, natriumarm, fettarm

1 Medaillon-Ingwer, geschält, zerdrückt

Zwiebelpulver pürieren

Prise Knoblauchpulver, nach Belieben mehr hinzufügen

1 Tasse Wasser

1 Teelöffel. Fischsoße

Prise weißer Pfeffer

1 Stück, kleine Vogelaugen-Chili, gehackt

Richtungen:

1. Legen Sie die gesamte Fixierung in einen großen holländischen Ofen, der bei starker Hitze eingestellt ist. Kochen.

Schalten Sie die Hitze auf die niedrigste Stufe herunter. Setzen Sie den Deckel auf.

2. Lassen Sie den Eintopf 20 Minuten kochen oder bis die Papaya weich ist.

Hitze abstellen. So oder mit ½ Tasse gekochtem Reis verzehren. Warm servieren.

Nährwertangaben:Kalorien 273 Kohlenhydrate: 15 g Fett: 9 g Protein: 33 g

Cremiger Kichererbsensalat Zutaten:

Teller mit gemischten Grüns

2 14-Unzen-Gläser Kichererbsen

3/4 Tasse kleine Karotten-Shaker

3/4 Tasse kleine Sellerie-Shaker

3/4 Tasse Paprika Kleine Streuer

1 Schalotte gehackt

1/4 Tasse Red Onion kleine Shaker

1/2 große Avocado

6 Unzen glatter Tofu

1 EL Apfelessig

1 EL Zitronensaft

1 EL Dijon-Senf

1 EL süßes Relish

1/4 TL geräucherter Paprika

1/4 TL Selleriesamen

1/4 TL Schwarzer Pfeffer

1/4 TL Senfpulver

Ozeansalz nach Geschmack

Sandwich-Fix'ns

Gewachsenes Vollkornbrot

Roma-Tomaten schneiden

Salat verteilen

Richtungen:

1. Machen Sie sich bereit und schneiden Sie Ihre Karotten, Sellerie, Paprika, roten Zwiebeln und Frühlingszwiebeln auf und geben Sie sie in eine kleine Rührschüssel. An einem sicheren Ort ablegen.

2. Avocado, Tofu, Apfelsaftessig, Zitronensaft und Senf mit einem kleinen Stabmixer oder Nahrungsprozessor glatt rühren.

3. Die Kichererbsen abseihen und waschen und in eine mittelgroße Rührschüssel geben. Mit einem Kartoffelstampfer oder einer Gabel zerdrücken Sie die Bohnen, bis die meisten getrennt sind, und beginnen Sie, nach dem Fischteller gemischtes Gemüse zu nehmen. Sie müssen nicht glatt, aber fertig und dick sein. Die Bohnen mit etwas Salz und Pfeffer würzen.

4. Fügen Sie das geschnittene Gemüse, die Avocado-Tofu-Creme und die restlichen Aromen hinzu und genießen Sie es und mischen Sie es gut. Probieren und verändern Sie nach Lust und Laune.

Karottennudeln mit Ingwer-Limetten-Erdnuss-Sauce

Zutaten:

Für die Karottennudeln:

5 riesige Karotten, geschält und in Julienne geschnitten oder in schmale Streifen gedreht 1/3 Tasse (50 g) gekochte Cashewnüsse

2 Esslöffel neuer Koriander, fein gehackt

Für die Ingwer-Erdnuss-Sauce:

2 Esslöffel reichhaltiger nussiger Aufstrich

4 Esslöffel gewöhnliche Kokosmilch

Cayennepfeffer auspressen

2 große Knoblauchzehen, fein gehackt

1 Esslöffel frischer Ingwer, geschält und gemahlen 1 Esslöffel Limettensaft

Salz, nach Geschmack

Richtungen:

1. Alle Saucenzutaten in einer kleinen Schüssel vermengen und mischen, bis sie glatt und reichhaltig sind, und an einem sicheren Ort aufbewahren, während Sie die Karotten julienne/spiralisieren.

2. In einer großen Servierschüssel die Karotten und die Sauce vorsichtig miteinander vermengen, bis sie gleichmäßig bedeckt sind. Mit gegrillten Cashewnüssen (oder Erdnüssen) und frisch gehacktem Koriander garnieren.

Gebratenes Gemüse mit Süßkartoffeln und weißen Bohnen

Portionen: 4

Kochzeit: 25 Minuten

Zutaten:

2 kleine Süßkartoffeln, würfeln

½ rote Zwiebel, in ¼-Zoll-Würfel geschnitten

1 mittelgroße Karotte, geschält und in dünne Scheiben geschnitten

4 Unzen grüne Bohnen, getrimmt

¼ Tasse natives Olivenöl extra

1 Teelöffel Salz

¼ Teelöffel frisch gemahlener schwarzer Pfeffer

1 (15½-Unzen) Dose weiße Bohnen, abgetropft und gespült 1 Esslöffel gehackte oder geriebene Zitronenschale

1 Esslöffel gehackter frischer Dill

Richtungen:

1. Heizen Sie den Ofen auf 400 ° F vor.

2. Kombinieren Sie Süßkartoffeln, Zwiebeln, Karotten, grüne Bohnen, Öl, Salz und Pfeffer auf einem großen Backblech mit Rand und mischen Sie alles gut. In einer Ebene anordnen.

3. Braten, bis das Gemüse weich ist, 20 bis 25 Minuten.

4. Weiße Bohnen, Zitronenschale und Dill hinzufügen, gut mischen und servieren.

Nährwertangaben:Kalorien 315 Gesamtfett: 13 g Gesamtkohlenhydrate: 42 g Zucker: 5 g Ballaststoffe: 13 g Protein: 10 g Natrium: 632 mg

CPSIA information can be obtained
at www.ICGtesting.com
Printed in the USA
BVHW041837030422
633249BV00013B/349